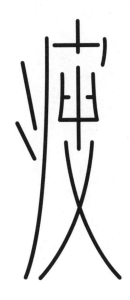

瘦：由内到外

THIN FROM WITHIN

[美]约瑟夫·J.卢斯亚尼 著

曾容 译

重庆大学出版社

前言

在我成长的20世纪50年代，要不是为职业比赛进行训练，是不会有人去体育馆的，也没人跑马拉松，更有甚者，连"马拉松"三个字儿都没听说过。瑜伽也是备受质疑的，它被视为某种神秘的宗教祭仪，减肥中心也并未开展这一项目。耐克的第一双跑鞋也是在之后二十几年才出现的。时间带来了改变，如今，我们变得执着于健身塑形，保持愉悦的心情，突破寿命界限。可以问问昵称叫作"包着头巾的龙卷风"的瑞辛赫（Fauja Singh），他在2011年100岁高龄的时候跑完了全程26英里（约42千米）的多伦多马拉松。

不幸的是，尽管我们锻炼的决心很坚定，但我们国家的肥胖问题依旧无法得以解决。事实上，这一问题正越发严重。据一些统计，冰冷的现实是超过80%的减肥成功者在两年后都发生了反弹现象。可能这正与你所觉察到的一样：仅仅通过训练是打不赢这场减肥大战的。这是我在自己最后一次跑纽约马拉松后得到的结论，因为我真的无法相信居然有那么多大腹便便之人跑完了全程。据美国疾控与预防中心的报告称，美国成年人中有33%的体重超标者，35.7%的肥胖者，以及6.3%的过度肥胖者。一想到我们每年在健身会员、减肥书籍、节食计划制订以及各类减肥产品上花300多亿美元，你可能会觉得我们国家的人应该是更为苗条和健康的。

那究竟发生了什么呢？很不幸，就如刚才所提及的一样，从总体上来看，我们其实忽略了一些重点。当谈到永久性减肥和终生掌控体重时，人的思维才是问题的关键所在，而不是嘴巴。可是大部分的减肥项目都是单一地依靠表面动机导向和名言警句来引减肥者。激励性讲话或许可以鼓励你打好这场仗，但这并没有基于合理的心理活动从根本上来改变你思考和回应欲望、冲动以及上瘾的方式方法——这是在此之前。如今，《瘦：由内到外》这本书将颠覆一切。这本书通过改变你对进食的心理活动，教你构建强大的自信与自律能力来代替曾经不良且有害的饮食习惯。要减肥成功，底线就是改变思维模式，否则无论减下多少重量，做多少组腹肌训练，或是完成多少千米长跑，你减下来的重量都会原样反弹回去。

我写这本书有两个原因。第一个原因与好奇心有关。我很想弄清楚为什么我们在面对不良饮食习惯时，简单的良性动机导向无法带来足够的成效；为什么看似自律的人能够成功解决他们生活中各方面的事情（比方说坚持规律锻炼），但面对如何改变不良饮食习惯时却会变得无助与迷茫。我想给我的患者和读者提供一些心理方面的有效途径和深刻见解，从而帮助他们从不良饮食习惯的冲动中解脱出来。

第二个原因是我想将自己在与食物作斗争时情绪变化中所学到的东西与大家分享。不过我先说清楚，我的体重从未超标，我也不曾受不良饮食习惯所害，但因为我有轻微动脉堵塞，所以心脏医生给了我两个选择，要么进行支架植入手术，要么彻底改变生活方式。这对我而言是不假思索的事情：我得认真地改变自己已经相对健康的生活方式。经过一些可靠的检查（以及有幸向 Joel Fuhrman 医生咨询到他的健康营养建议）之后，我选择了大部分素食的生活方式。

素食者们不摄入动物性蛋白（不吃肉类、鸡蛋以及奶制品），但我有时候会在一餐饭的末尾来上那么一片富含脂肪的鱼肉（自我训练并不推崇任何一种膳食习惯，我仅仅是用自己的经历作为个例来谈）。我担心自己的血脉堵塞问题，所以给自己制定了一份"三无"清单：无盐、无脂肪、无糖零食。还有大部分的小麦制品我也是不吃的，因为里面含的甘油三酸酯于我身体而言也是一大问题。（什么？别吃意大利面？可我是意大利人呀！）从根本上来看，我的食物主要还是蔬菜和水果。

我十分清楚自己要培养这些新的膳食习惯的理性因素，但当我真的把理论付诸实践时，对于新的生活方式我的第一反应居然是恐慌："这根本没有人能做得到吧！"可是我知道，为了不让植入手术存在可能性，我至少要试一试。

由于我只进食蔬菜和水果，这使得自己面临着心理和理性思维的双重障碍，因为超过70%的传统超市货架上堆满了不健康的加工食品，更别提肉类和奶制品类所在的区域了。总之，购买食材、准备和计划一餐这一过程，对于一位素食者而言并不轻松。我因此充满纠结，尤其是当我与妻子外出去餐厅吃饭，却看到妹夫举办的聚会上有人将鲜嫩多汁的烤大牛排或香气四溢的排骨、汉堡、热狗切成小块送入口中的时候，简直是我最煎熬的时刻。

有那么一段日子，我觉得食物就是我的敌人，它迫使我推脱各种外出就餐、野炊甚至聚会。然而，自从我改变生活方式这么多年以来，我的轻微动脉堵塞现象并未有恶化的迹象（反倒有所减轻），而且我的高胆固醇、高甘油三酸酯，及高血糖都成为了过去式。你可能忍不住想说我是因为动机性极强才没有偏离最初目的，你说得确有道理，但是尽管我的目的性如此之强，在重建习惯早期的那几个月我依旧要和带有破坏性的情绪、渴求和欲望作斗争。

那时候，只要我看到邻桌点了一份鸡肉芝士汉堡、一盘波伦亚意面或是一份蜜糖般的甜点，我都会看着自己盘中蒸熟的蔬菜自怨自艾。我觉得自己是受害者，从受害者的定义来看，受害者还是无助的。但事实证明我并不无助，而且离无助还有十万八千里。

我告知你这一切是因为我想让你知道，尽管我的饮食习惯从来没有被不良环境、有害情绪以及具有破坏性的习惯所主导，但却被终生相对不健康的习惯（至少是由于遗传构成）所牵引。我必须要学着建立并增强自己的自律"肌肉"，必须学会对欲望和冲动说"不"，以及学会忍耐在持续保持初衷和行动高度保持一致的生活方式过程中所产生的不间断的心理需求。

也许从我自身的经历中我能告诉你的最重要的事情便是：对我而言，最初的挣扎最终不再是挣扎。我不再渴求食肉、奶制品或是加工食品。我当然不是说牛排、芝士蛋糕、醋熘土豆片不是好吃的食物，我想表达的是我不再想念、反复思考或是极度渴望吃到这些食物。我已经发现了一个充满健康选择的新世界，请相信我，我并不觉得自己被剥夺了某种权利。一旦你从陈旧且具有破坏性的习惯中解放出来，那时候便是你来发号施令，而不是食物。

为了说明清楚这与习惯相关的点，我假设你和我是一样的，从不吃一种传统的菲律宾食物 Isaw manok，也就是烤鸡肠。如果是的，当你看到一盘烤肉叉子上的烤鸡肠时，你会产生冲动或欲望去拿一份看似（至少在我眼里）让人毫无食欲的食物，那么我会怀疑。你不会产生欲望是因为你根本就没有将鸡肠的味道联想起来。你的大脑无法"品尝"它，因此不能刺激你的大脑产生与美食欲望相关的化学反应。

但是如果你开始品尝有甜酱或辣酱覆盖并且烹

任得很完美的鸡肠，那会怎么样呢？那可能你会在不久的某一天夜晚坐在家里，突然一种欲望袭上心头："我想吃烤鸡肠！"看，一个习惯就产生了。

这正是我要说的，你的欲望和冲动是建立在过去的某种经历、膳食制度或是习惯上的。首先，当你开始重建生活时，你的大脑会想要曾习惯的东西。一旦你掌握习惯是如何破坏和掌控你生活的深层含义时，你就会开始明白，当你重建饮食习惯，你的大脑机制便会重组欲望，而你、你的思维、你的身体以及你的习惯都会被及时重组。当这一重组发生后，你将不再充满纠结和挣扎——只需牢记初衷即可。那便是你将抵达的奇妙之处。

1

控制体重，
你得知道些什么？

2

说 "不"
为何这般难？

3

为何贪慕美食？
该如何应对？

4

将体重与冲动、
渴望相联系

5

记录食物日记
的好处

6

培养坚持不懈
的态度

7

通过自我对话的方式
消除顽固习惯

8

第一步：
分离事实与假想

9

第二步：
对消极想法说"不"！

10

第三步：
学会放手　信任自我

11

**从焦虑、抑郁和
有害情绪中解放自我**

12

**食物上瘾或是冲动进食：
你身处何处？**

13

超越减肥：
实现终生掌控体重

1

控制体重，
你得知道些什么？

乐观者指的就是那些在感恩节当天建立全新饮食习惯的人。

——厄夫·库普茨内特（Irv Kupcinet）

为何成功长效瘦身的愿望总是遥遥无期？我想你肯定已经知道这当中的缘由：人一生要成功瘦身，保持理智比管住嘴巴更有效。减肥且不再反弹与你吃什么其实关系不大，反倒与你为何而食有极大关联。换句话说，你要是处理不好你的高压情绪、生理欲望或是嗜食症等，那这世上基本没有任何一种饮食能让你达到你一直在追求的长效瘦身效果。正如我刚刚说过的，你肯定已经知道这个原因了。

开门见山地说，《瘦：由内到外》并不是一本瘦身书。单纯瘦身是诸多减肥中心、南海滩减肥法、阿特金斯（Atkins）减肥法、珍妮·克莱格（Jenny Craig）减肥法、福尔曼博士（Dr.Joel Fuhrman）营养金字塔，或是亚马逊网站上七万多本减肥书在谈论的事儿，我认为你不需要更多关于食物的卡路里含量、配料、比例或是碳水化合物的信息。如果你真下决心要瘦身且不反弹，那你需要的就是逐步的且能解决心理困惑的方式，例如解决以下这些常见的困惑：为什么我不依赖食物就无法释放压力？为什么我总累得不想动？为什么我总无法在吃得够多够饱的时候停下来？为什么我总是无法对可能造成自我毁灭的冲动说不？为什么减肥之后会反弹？

所以在你开始创造下一个奇迹之前，也就是开始"边吃边瘦"的减肥方法之前，应该认识到一个简单的道理，那就是这世上你最不需要的就是二次减肥。你真正需要的是另一种观点——一种绝不再让你受害于冲动欲望、自我糟蹋或是盲目的情绪性进食的观点。

锻炼心理韧性的关键：自我训练

当然，减肥是你节食的原因。但如你所知，减掉肥肉只是减肥大战中的一半内容，另一半是使赘肉不再反弹。大多数人都认为不反弹似乎根本不可能。尽管在减肥阶段你面临的诸多挑战（即与你长久以来不好的饮食习惯以及难以抑制的生理欲望作斗争，无法适应在持续减肥和自我管制过程中因减少卡路里摄入而带来的身体不适等）会一直持续到你"不反弹"阶段，但此时你已经在将自己体重拉回正轨的路上占有一定优势了。通过将强有力的大脑认知、敏锐的洞察力和激励型训练相结合，我在全书中系统描述的这种自我训练方式比起那些喊口号和抖机灵的方法更深入，书中深入探讨了盲目进食、强迫性进食甚至嗜食等问题。只要你能从错误的心理认知，例如缺乏安全感、挫败感、焦虑和沮丧中解放出来，你将更能迎接人生的挑战，而不是靠食物来逃避现实。

那些在减肥成功和赘肉反弹两者间来回反复的人都会告诉你，拖的时间越长，你那些旧的饮食习惯一定会逐渐瓦解你的决心，这也正是为什么你需要与食物建立一种全新的关系——一种由你发号施令，而非由你的欲望、强迫性或是上瘾冲动所牵制的关系。在这样一种关系中，你的大脑保持理智、生理机能维持稳定、行为受自身掌控，这也阐释了一种新哲学观念：学习如何为生而食，而非为食而生。

请花几秒钟来想一想生活中你成功地远离诱惑，或是真正感到自信并有掌控感的那些时刻。也许是你曾站在体重秤上看到体重明显的下降，或是当你拒绝一块十分诱人的蛋糕，或是在决定"不再拖延，我要减肥"的那一刻，这些都是强化你心理韧性的时刻，这些让你动力十足的时刻会让你将注意力放在自己真正的目标上。但无奈的是，和大多数人所知道的一样，这种时刻是很短暂的，因为顽固的习惯会卷土重来。

自我训练反思
终生掌控体重的关键是要让心理韧性状态保持稳定。

要是你能保持持久的韧性和动力，从而让自信、自律的强大思维变成自己全新的恒定状态，又会怎么样呢？你可以做得到。这就是自我训练所涵盖的内容。

自我训练最强大的工具：自我对话

你可能已经听过"自我对话"这一术语了。一些心理学家用该术语来描述内心的对话，有人将这种对话当作加油打气的方式。（相反，有的人用此来诋毁自我，使其变为不健康的方式。）不过我是从完全不同的方面来运用它。当你看到我使用"自我对话"这一术语，指的是十分具体、共有三大步骤的方法，这一术语在我十多年前写的《自我训练：改变焦虑和抑郁的习惯》[1]这本书中第一次引入。最初"自我对话"的目的是改变原本固有的焦虑和抑郁习惯，所以我将这一观念介绍给了全世界的患者和读者。但在这期间，我发现这一方法的运用范围其实更广阔。为了改变人尤为顽固的任性脾气、情绪起伏、焦虑抑郁等习惯，运用"自我对话"这一方法刻不容缓。

我们将在第3章中深入阐释"自我对话"，不过在这里我将进行简单的概述。

自我对话的第一步是教你如何将事实与假想分离开。在涉及终生掌控体重的问题时，事实会让你取得自由。比方说：

假想："这太难了，我根本做不到（我不能做到）！"

1　Self—Coaching: The Powerful Program to Beat Anxiety and Depression. 重庆大学出版社 .2012（10）.

事实：这也许感觉有点难，但事实上，如果你坚韧一点，那是可以做到的。

假想："我现在必须吃点甜食。"

事实：你只是感觉自己要吃甜食，但事实上你根本不是必须吃。

　　将事实与假想分离开能为自我对话的第二步作好铺垫。第二步是让你学会如何对不断反复的想法说"不"，从而停止内心的冲动和渴求。增强决心和自律性，便是为第三步做好了准备。第三步是教你如何从情绪冲突、非自愿以及内心挣扎中解放自己。简单地说，就是学会放手，学会信任自己。

　　使用"自我对话"这种方法，不但能让自己从条件反射性的盲目进食中解放出来，更重要的是能通过消除引起情绪起伏的压力源头来解除压力对心理的侵蚀影响，从而辅助自己达到终生掌控体重的目的。这样做可以让你处于掌控地位——不再选择一天中依靠不良食物来麻醉自己。你不用费太多劲就能达到某个恒定的体重。更重要的是，你不会有任何不适感。这怎么可能呢？当自知能力、自我意识以及韧性增强时，原本不健康的习惯就会开始瓦解，而健康的习惯会越来越牢固。只要你的习惯和目标在相同的路上，那你就像是在自动驾驶的车上——不用任何的思考便可以轻松地继续前行。此时，你不会再挣扎于以前持续出现的"我应该/我不应该"中。

一旦你不再需要食物去平息心理挣扎，那么平凡的日子也将被你赋予新的意义，或者说生活不再单调乏味，这时候你开始对健康饮食有了新的认识。如果你拿起这本书，只是简单地想要寻找实用的减肥秘诀的话，那我说的可能会有点深远，对此我十分抱歉。但是在减肥这一问题上，我希望你知道，人与食物由来已久的纠葛，以及想要维持体重，这两点都与心理因素息息相关，而且相关程度远超出你的设想。愿你相信，只有永不言弃，保持心理韧性，这样才能真正地处于稳固地位，最终达到终生掌控体重的目标。

消除有害的旧习惯

任何拒绝过威尼斯甜食的人都知道，当你说"不"的时候，不适感接踵而来。也许你曾被一些华而不实的广告欺骗，这些广告打的旗号是成熟有节制的健康生活无须费力就可实现，所以你根本用不着拒绝自己喜欢的食物。错！这虽然是销售食物的策略，但最终会像老话说的那样，鱼与熊掌不可兼得——至少不基于符合规律的基础是不可兼得的。这种说法在面对有瘾、诱发性的食物，从而重新唤醒并保持有害的旧习惯时尤为正确。如果你仍然妄想鱼与熊掌兼得，抱着既想吃自己喜欢的食物，又想成功减肥的想法，那么请将这本书束之高阁，在你听从某些控制体重的荒谬建议而筋疲力尽后，再来读读它吧，我想你那时候会需要它的。

为方便论证，我假定你已经或多或少地放弃了寻找有魔力的减肥方式，或是假定你再一次发现自己挣扎于扭曲想法的泥沼中，觉得自己很脆弱，无法处理好维持明智、健康的饮食所需要承受的不适感。换句话说，我将假定你在气馁之时，最不愿读的就是在教你控制体重之前要求你先学会如何处理不适感的书。然而你大可不必慌张，我将快速且着重地告诉你，在涉及不断保持体重的问题上，我所说的不适感是短暂的。重复一遍：短暂的。而且你会发现无论最开始遇到什么不适，"自我对话"这一方法都会帮你度过这一时期。

"自我对话"这一简单的认知技巧共有三步，它能带领你成功越过充满扭曲想法的危险地带，将你的人生从有害的旧习惯中解放出来。自我训练依赖于自我对话的运用，它有双重基本目标：重建习惯和培养心理韧性。培养与目标和理想一致的全新习惯，以取代有害的旧饮食（和思考）习惯，这一过程被称为重建习惯。培养心理韧性是指通过增强自律性带来心理自信。运用"自我对话"的优势，强健自律肌肉，最终你将欣喜地发现，终生掌控体重并不会让你压力过大或让你的身心产生不适。这就对了——恒久保持最佳体重并不一定要经历挣扎。你将不会再生活在愠怒、不开心甚至感觉失控当中——只要你将生活从胁迫你已久的错误习惯中解放出来就可以了。

准备好了吗？太棒了！现在我们来探讨减重与维持重量二者之间似螺钉与螺栓般的关系。

减肥的螺钉与螺栓关系

你看看这是否熟悉：你终于忍不住，在思考良久后开始研究各种减肥方法，之后作好了选择，打满鸡血，认为自己已准备充分了。第一天开始减肥计划时动力十足，决心坚定，接着感到多少有些如释重负——你对减肥不再模棱两可，而且采取了行动。在日积月累的拖延后，你终于走了这一步。

随着时间流逝，你因为自己体重表面的减轻而兴奋，惊诧于自己的决心和成果，从而备受鼓舞。但是当这样鼓舞人心的开端过去之后，进步开始放缓，你发现自己有挣扎的感觉。这是否就是到了停滞时期呢？这时无论你如何注意饮食和坚持锻炼，体重秤上的指针似乎一直停留在同一数值上。"怎么会这样呢？"在开始短短几周内，因为体重快速下降而洋洋得意的你其实是受到了迷惑，误以为自己找到了减肥成功的最佳途径。那时候备受鼓舞，信心十足。但如今，当恐慌发作的旧习惯悄悄地开始混入，你意识到自己遇到了阻碍。你的所作所为都是理所应当做的，你也未曾欺骗自己，那么究竟是哪里出问题了呢？

答案很简单，那就是并没有哪里出问题。如果你明白所有减重是一个等式的话，那就不会出问题。人减重时既会减轻体内水的重量也会减轻脂肪的重量。事实上，你以为自己消耗了脂肪，其实消耗的是体内的水分，所以即使你节食减肥几周后也遇到了像减肥停滞期一样的状况，但这是由于你控制热量和钠的摄入，从而导致体内的初始水分流失。人体在一周可以安全地消耗一至两磅脂肪（可以消耗十磅及以上的水分）。真正的减肥停滞期来得要晚得多。当变为主要是脂肪的减少时，变瘦的身体会通过减缓新陈代谢，几乎不消耗热量来维持新的平衡——这也就意味着让你达到这一程度的热量控制与锻炼已经开始失效。

你也许会发现减肥的真相总是令人气馁，尤其是在你买了很多减肥节目推荐的华而不实的商品，或是看了一些高谈阔论的书之后。那些书忽略了极端快速减肥可能会导致胆结石、人体脱水、月经不调、肌肉萎缩、毛发掉落、皮肤松弛甚至灾难性的心率紊乱等现实问题。你要明白，减肥和终生掌控体重的真相，关键在于开拓思维，重新建立人和食物、人和自我之间的关系，处理好这两层关系之间不断出现的需求与被需求问题。当然，这一过程中你将面临诸多打击和挫折，但若是对许多现实问题视而不见，那无疑是走在失败甚至灾难的道路上。

剖析减肥动机

为实现意图与目的，必须具有一种不受制于外界环境的动力，而且基于该动力，心理韧性作为伴随物会自然而然地产生。你要明白，通过食物来补偿心理情绪缺失或缓解与环境相关的压力，那你其实是在自己与食物之间建立了依赖性关系，你需要食物来安慰自己。但当你不再求助于食物，让食物抚慰心理、分散注意力或麻痹自我时，最后就会打破自己受有害的饮食习惯奴役的局面。

无论你是执着于某一个饮食习惯，还是在面对减肥停滞期，抑或是在抵抗无法避免的非自愿产生的冲动和欲望，底线都是要保持十足的动力。刚开始几周节食减肥，你会因为体重（水分）的降低而陷入狂喜。但除此之外，减肥成功的关键是要保持动力。当人有动力时，好的事情就会接二连三地发生。简单来说，动力是人的精神养料。在追寻目标的路上，动力十足可以带来自律和乐观的态度，从而让身体这架发动机不断运行。

定义外在目标与内在目标　动力有两种基本形式：内在动力与外在动力。外在动力常源于外界因素——如希望开始新的饮食习惯，真正地开始减肥，或是希望自己可以穿进一条曾经紧绷的牛仔裤等。内在动力源自人的内心深处，人想要获得健康、舒适以及自我感觉良好的状态，从而产生强大而不被影响的心理诉求。外在动力依赖于外部情况来督促前行，而内在动力依靠内心对生活目标的坚信。哪种动力会让你减肥成功，达到终生掌控体重的目的呢？答案根本毫无争议。

这并不是说外在动力有什么问题。事实上，在谈及锻炼必要的心理肌肉来克服有害的旧习惯时，如果既有外在动力督促，又有内在动力推动，那就相当于连续出击。无奈的是，无论是减肥到达停滞期，还是反弹一两磅，如果只依赖外在动力的话，无疑是在拿成功冒险。

我们用各种方法激励自己去为一些外在的目标付出努力——比如达到期望的目标重量、穿上小一码的衣服、为海滩沐浴做足准备以及在婚礼上惊艳他人，等等——这是没错的。但作为真正的掌控者，应该要更关注内在目标（比如获得自主权、可以掌控心理变化、为自己觉得骄傲等）。要达到这些目标，你就必须要学会乐观和自信的态度，这是筑成心理韧性大楼必不可少的基石。带着坚韧的态度，学着正视环境、欲望、冲动以及食物成瘾所带来的挑战。无论你是否正面临暂时的失败，成果下滑甚至停滞不前，只要拥有自我训练的韧性和内在动力，你就可以所向披靡，实现目标。

> **自我训练反思**
> 　成功达到终生掌控体重这一目标，可以归结于你的行动力，还有不放弃保持健康的目标体重的意图。

剖析自律性

在本章前面曾提到，成功掌控体重分两个阶段：减重阶段和保持重量的阶段。不管在减重阶段你做得多么成功，如果成果无法继续保持，那一切就毫无价值（即使有人说已经美美举办完婚礼、参加完夏日沙滩沐浴等，这也是有效的成果）。对那些不需要再次减肥的人（愿我所说的成真），归根到底要学会坚持营养适度的终生饮食计划，同时还要作出健康的选择。这些选择是要少关注碳水化合物或热量，多侧重于锻炼自律的能力，成功消除由改变带来的短暂不适。这意味着无论是在减重时期还是维持时期，你都需要忍受不适，一直到完全改变自身生理、心理以及行动中的饮食模式为止。

听起来是很难完成的任务？想一下在无数次企图减肥的过程中，你已经叩响了这扇大门，我相信在维持重量上你的能力是有所保留的，这可以理解，但千万不要让过去的失败打击你。你以前从来没想过加强自己的自律能力，那现在就把它作为秘密武器吧。

毫无疑问，为了获得心理韧性，你必须变得自律。但什么是自律呢？我们将它说得就像是生活的日用品、物件或是某样你拥有的东西一样："我没有足够的自律。"其实这是十分严重的误解，因为如果你说自己天生缺乏自律，那么就会甩开双手说："烦恼什么？我就是不够强大罢了！"千万不要忘记，在坚持几周甚至几个月节食减肥后，消极和被压制的旧习惯开始卷土重来，带来不良的影响。就像拉伸的橡皮筋一样，在之后的某个时刻，由于内心疯狂地想要回到充满慰藉和舒服的状态，所以变瘦的想法会面临挑战，若这样的情况发生，那么很不幸，你将很容易从充满激情走向自我糟践之路——橡皮筋回到原始状态！

与其把自律想成是一种抽象的天赋异禀，倒不如将其想成有的人拥有，有的人没有的肌肉。你了解肌肉，知道不锻炼它就会萎缩变弱。反之，常常锻炼就会增加力量和韧性。所以从现在开始，不要再认为自己没有自律性和能力，而要开始去了解锻炼肌肉的必要性——锻炼自律肌肉的必要性。

在接下来的章节中你会知道，强健的自律肌肉并不是痴心妄想就能得到的，而是作了许多抉择后的结果。正如要拥有强壮合适的体型是不断地锻炼身体获得的最终结果一样，持久的自律能力是专注地锻炼心理能力最终获得的结果。想要专注地锻炼心理能力，那么你需要：

· 知道自己从前失败的原因（自我糟践的习惯和观念）

· 制订逐步锻炼自律肌肉的心理计划

如果你提前知道自己会面临一定程度上（暂时的）不适，那么这实际上是对你十分有利的。

忍受不适感　众所周知，人的天性是趋利避害。谈及饮食时，每个人都不愿选择承受被剥夺快感带来的痛苦（无论是生理上还是心理上），这就是许多所谓的无痛楚减肥或不费力节食法大行其道的原因。这些方法鼓吹减肥者无须痛苦挣扎，容许摄入所有禁食的食物，十分诱人。毕竟如果你可以毫无痛楚地做一件事，又怎么会选择痛苦地去做呢？

请相信我，在你最初比较激情的减肥阶段，那时候动力十足，热情高涨，以前的习惯和欲望并未爬上心头，回看那一阶段，你想丝毫没有不适和挣扎就达到目标体重，并一直维持住，那么这是很不合理的。简单的事实就是你所做的所有改变都会直面心理韧性（不适）这一关，这要一直持续到你适应了那些改变为止。自我训练将教会你如何适应。

战胜情绪摩擦　无论何时，你所经历内心的渴求、欲望、愿望与减肥目标发生摩擦时，就会产生心理学家常说的认知失调，我也将其称为"情绪摩擦"。一辆车因为油不足而导致活塞与汽缸壁摩擦，产生的摩擦力可以牵制发动机。情绪摩擦与这种情况相似，不同的是车被牵制的是活塞，而你被牵制的却是意志力。当出现不良饮食习惯，从而违背减肥意图时，该习惯和减肥意图之间就产生了摩擦，这可能会扭曲你的想法甚至攫取意志。直到你打破旧习惯，成功经历摩擦带来的不适感，一旦你打破它，全新的无摩擦、不耗力情况就会出现。这听起来不真实？那就接着看。

在上述例子中，车缺油引起活塞摩擦生热。与之相似，情绪摩擦也会产生"生热"状态，我们称之为压力。你必须清楚，情绪摩擦触发的不良饮食和压力是同时出现的。无论你是感觉焦虑、抑郁、失望、疲倦、虚弱、失控，抑或只是简单地感到厌烦；情绪摩擦（压力）就是不良饮食习惯形成的重要燃料。请不要误会，我并不是说所有减肥失败之人都要去看心理医生。许多十分适应环境、心情愉悦，但体重超重之人都有一个根本的问题——缺乏自律性。当出现情绪摩擦或压力过大时，食物常常可以让人从狂热又无聊的生活中解放出来，无论是对自己一天辛勤工作的犒赏，还是逃离混乱的财务压力，又或只是简单地填补内心空虚，进食就变成了处理复杂生活的实用方法。如果你正处于任何情绪摩擦中，那就极易受到传统的带有安慰作用的食物的诱惑。（一般高糖或高碳水化合物的食品能够提供情感寄托，并给人幸福快乐的感觉，同时，这类食物还常与怀旧、多愁善感的回忆相关联。）

不管你的情况有多特别，除非你的心理韧性到达某个程度，不然你终究会屈服于不良的旧习惯。你不该对此感到惊讶，尤其是当你既无法减轻重量，又无法成功让赘肉不反弹时。节食减肥的付出和压力让人感觉是逆水而上。水流不断地冲击，欲望、怀疑以及消极的想法不停地出现，你无可避免会变得疲惫。最终水流获胜——你认输。但你想过吗，要是根本不去蹚这趟浑水又会怎么样呢？要是不再挣扎在折磨人的水流中，从水流中毫无压力、阻力以及负担地走出来，又会怎么样呢？这就是心理韧性达到某一程度的感觉。

自我训练是用来锻炼心理韧性，让人解放的有效方法。它不仅是从有害的饮食习惯入手，而且深入到情绪摩擦、自律性缺失以及生活的挣扎等方面。要牢记一点：体重减轻并不意味着你与食物之间的战斗结束了。体重下降确实会增强自信，但这无法改变长期的不良情绪形成的习惯——这些习惯会最先让你陷入困境。只有将与之相关的想法慢慢消除，这些习惯才能被系统地除掉（土崩瓦解），与此同时，用修正过的健康且符合现实的全新想法加以代替。

逆流而上　你以前达到过的！你经历过达到目标体重时能量爆发所产生的乐观与激情。"我做到了！""我真的做到了！"

这是一种多么美妙的感觉呀！你看着镜中的自己，喜笑颜开，觉得自己真的很不错。一天天、一周周、一月月，你一直沉浸在成功的喜悦中，开始没有什么感觉，直到某一天，你发现自己几周前买的新牛仔裤似乎有点紧，"怎么会？"你站上体重秤，指针指着的数真真切切地验证了你的想法——又开始增重了。

时间流逝，你发现自己的动力不像以前那么足，熟悉的挣扎感开始作怪，于是你回到原来的不良的饮食习惯，企图从中寻找安慰，甚至更糟的是，你开始产生自暴自弃的有害思想。这是为什么呢？因为那些带有自我破坏性的旧习惯只是暂时被最开始的激情和短暂的成功表象掩盖，并不是真的消失，这就像是藏在水下的皮球终会浮出水面，那些未被纠正的旧习惯最终会再次出现。当你拼命想阻止自己倒退的趋势，在丧失更多自信前重拾信心时，你会发现自己处于极度劣势中。你虽然付出了努力，但乐观总会被折磨人的内疚和困惑击败，而你也就变得困惑，直至失败。"我难道还没得到教训吗？我之前已经很好了，瘦了那么多，为什么就不能好好保持呢？这太不公平了！"在你找不到充分的理由时，必然会得出和以前相同的结论："我缺乏自律。"即便你如果还没有得出这一结论，你肯定也正认为掌控体重就是神话，是根本不可能的事。

让人悲伤的事实是：如果你认为节食能提供给你长效减肥所必需的工具或方法的话，那么掌控体重也许就是神话。但你即将发现，自我训练的方法能有效地将神话变成现实，让掌控体重从可能变成必然。

维持体重的基本要点

大多数流行的节食减肥都谈到维持体重，不让赘肉反弹的问题（也就是减肥的最终成效问题）。减肥到这一程度时，减肥者应该可以正常饮食，至少比节食的时候更正常。不过千万不要被暂时的成功愚弄，误以为自己取得了长效结果——"这次的体重肯定会维持下去！"究竟是什么让你感觉这次会不同于以前呢？其实根本不会有什么不同，因为在节食减肥过程中，改变的只是体重，而不是观念，可是无论如何，只有观念才能决定减肥是否取得成效。如果你连这一事实都否认的话，那么就将永久地陷入摇摆不定的减肥念想中。

假如你下定决心要让减肥有所成效，那么我至少可以鼓励你一点：想想你自己，其实此时已经拥有持久的进食后反省能力，从而可以冷静、自信地处理所有的渴望和冲动。不良饮食习惯多年来一直胁迫着你，让你掌控体重这一目标变得遥遥无期，而自我训练的目标便是远离因打破这一不良习惯而产生的不适感。

剖析自我意志

通过自我训练的方法，增强人的思维和决心，从而让人开始清楚地识别出心理冲动和自我脆弱感的欺骗性，有根据地作出理性且自律的选择，以此来代替不理性的痴迷行为。同时，你不仅能学会重塑自身对食物的想法和认识，还能改变对食物的生理反应，戒除嗜食的习惯。简而言之，你会从挣扎、纠结归于心情平静，也能从冲动不已变得自控力强大，还可以从自认为能力薄弱变得能够赋予自我选择权。当然，你还是会十分享受一块芝士蛋糕或巧克力慕斯（谁不会呢？），但内心丝毫没有纠结和不适，只是坚定地说道："不用了，谢谢。"这时候，没有痛苦，没有烦闷，也没有产生快乐被剥夺的感觉，只是更确定了自己不再被不良习惯操控，也不再受不适感支配。

培养新习惯　试试将双手交叉来系鞋带。最后你肯定会系出一个蝴蝶结，但中途肯定会经历挫败带来的不快。问问那些爱啃指甲的人，让手指远离嘴巴对她而言是多么抓狂的事儿；也问问那些抽烟之人，戒烟的过程是何等痛苦。马克·吐温说过："戒烟是世界上最容易的事情，因为我已经戒过很多次了。"习惯本身就十分顽固，所以我们要做好应对的准备。不管最初制定什么样的饮食方式，当你最终面对顽固且有害的旧习惯时，都会有所不适。不适感在所难免，但并不是绝望后退的理由。只要成功地锻炼好自律肌肉，那么你就会发现，解决暂时的不适感不再是件难事。

　　问题是要成功抵抗不可避免的情绪摩擦和渴望、冲动以及压力产生的不适感，要如何锻炼自律肌肉呢？要回答这个问题，我们先来看看在你要强健肌肉时使用物理疗法会发生什么，然后以此进行类比。变弱的腿部肌肉需要多达数月的逐步伸展和锻炼才能强健。就像腿部或肩部肌肉一样，萎缩的自律肌肉需要自我训练这样的物理疗法不断锻炼。重点不是心理肌肉或生理肌肉，而是相同的成功准则：循序渐进的规律性锻炼最后会让肌肉强健。开始都会遇到一些挑战，但长期训练下来可以增强自信。无论是称其为自律、意志力或者自控力，其结果都是培养了说"不"的能力。"不"这看似简单的字，却能让你下定决心，追逐自己想要的生活。

掌控体重所面临的三大挑战

当你开始将自己从不良的饮食习惯中解放出来时，牢记《孙子兵法》中面对敌人时的一句警训："知己知彼，百战不殆。"为了避免受到冲动、欲望、错误感知以及无意识的有害习惯侵害，了解并深知这些敌人极有必要。终生掌控体重有三大敌人：不利环境、有害情绪、不良习惯。这些敌人通常比肩并起。工作中的挫败（不利环境）可能带来强烈的恐慌（有害情绪），最后让你找老朋友寻求安慰，也就是来一大杯冰激凌（不良习惯）。这三大敌人的出现顺序也是不定的，比方说，暴饮暴食（不良习惯）会引起抑郁（有害情绪），从而导致工作陷入困境（不利环境）。这便是有节制的健康饮食习惯的三大敌人，它们也代表你要获得自己想要的生活就必须战胜的挑战。

敌人一：不利环境

不利环境包含了日常遇到的许多挑战，也正是这些大大小小的事情常常失控：工作中的压力、养家糊口的需求、人际交往中固有的压力、疾病、资金紧张，等等。就如你将学到的一样，生活环境本身绝对不会让我们屈服（或是带我们进入厨房），让我们屈服的是我们对环境的反应。比方说对于凌乱的发型，一个人可能会毫不在意地说："谁在意呢？不是什么大事。"但另一个人可能就会慌张地说："天哪，要是别人看到了怎么办？"第三个人则十分沮丧，可能决定宅在家里到处找食物来寻求安慰。其实并不是凌乱的发型导致了这些反应，而是对发型的认知。虽然你无法阻止不好的事情发生，但能控制自己如何回应它们。

当你因生活环境而陷入困境时，那么你就会很容易丧失信心与决心，更重要的是会丧失自己大部分的洞察力。你越是让自己觉得失控，压力、焦虑甚至恐慌都会越发严重，从而带来问题并使之恶化。偶尔在感到迷茫或恐慌的时候，你知道自己肯定会寻求食物安慰。学习自我训练的一些方法和技巧将帮你找到强健自律肌肉所必需的视角，同时，还保证你在掌控欲望和冲动时持续不断的心理韧性。生活中成功并不是逃避或绕开挑战，而是用自身的力量、信仰以及乐观精神来处理所有的问题。自我训练让你懂得自己是幸存者——你比自己想象中更有自律和韧性。你只要十分耐心、心理韧性足，还同时保持看法正确，那么就会找到至今一直藏于自己内心深处的力量。

自我训练反思
人拥有心理韧性，就会明白逆境是暂时的——是终究会过去的。

敌人二：有害情绪

情绪在有害的饮食习惯中扮演着主要角色，这是毫无疑问的。焦虑、恐慌、厌烦、闷闷不乐、抑郁、易怒、压力大等都会让人情绪混乱，从而迫使自己求助于常食的安慰性食物，从中寻求冷静，转移自身注意力，同时麻醉自我。我们将在第3章中全面探讨到，食物会影响大脑对愉快和感觉良好的化学反应，最终对情绪产生显著且深远的影响。

当涉及情绪急救问题时，带有安慰性的食物无疑变成了自我治愈的良药。就像是酒精、尼古丁、大麻，食物能有力地镇静人的紧张情绪，同时，它能提供短暂的安慰，让人从情绪问题的压力中分散注意力。确实，厌烦情绪会让人压力增大或更易发怒，从而诱导人们使用食物来填补空虚的生活，修缮乏味平淡的人际关系以及寻求更多刺激。

当情绪发展成更深层的抑郁或焦虑，而不再只是短暂的情绪困扰时，减肥或维持体重的决心不是完全被摧毁就是大大减弱。因此，首先就强调潜在的心理问题可能会让你与自己的目标渐行渐远，这十分关键。幸好自我训练的方法不仅能处理短暂的心理挣扎，还能解决焦虑和抑郁问题。我将在第11章中进行详细叙述，帮助你打破热衷于掌控和缺乏安全感的习惯，这些习惯是导致焦虑和抑郁状态的根源。

敌人三：不良习惯

人是习惯的生物。人类能成为幸存的物种，很大程度上是由于自身能在日常生活中建立模式、常规以及习惯。一些反射性习惯对我们的帮助无可否认，比方说指法打字、开车甚至给T恤或裤子系扣子（人们常常忽视其中复杂的灵敏性）等，如果每天都要重复学习这些技能，你会忙得要死。其他的习惯，如整日死气沉沉（亦称"电视迷"）、忧心忡忡、胡思乱想（这些确实就是习惯），包括有害进食相关的习惯等，都会胁迫你与你的人生。

重建习惯能将消极的习惯转变为积极的习惯，认识到做什么、什么时候做以及为什么要做的习性在重建习惯中至关重要。所有的习惯都由后天习得且能被冲破，接受这一观点相当关键。无奈的是如之前提到的一样，习惯十分顽固，它们反对改变。人们司空见惯了减肥摇摆不定的想法，这便证实最后旧习惯会卷土重来，无视之前减肥取得的成功。我的一名超重的患者说过一句马克·吐温式的话："减肥对我而言根本不是问题，我都减过几千次了！"

自我训练小贴士

　　除非你学着改变自己的惯性想法、认知以及行为，否则减肥永远只会是暂时的成功。终生掌控体重依赖于坚韧的态度，这种态度能提供重建习惯的源源不断的动力。

2

说"不"
为何这般难?

书店里卖得最火的两类书是烹饪类和节食类。烹饪书告诉你如何制作美食，而节食书却告诉你如何拒绝美食。

——安迪·鲁尼（Andy Rooney）

由于体重增加了许多，衣服也都不再合身，甚至连你自己都厌恶自己，于是你下定决心减肥，而不是去重新置办一身大一号的衣服。再也不能忍了！你信誓旦旦地开始减肥，信心十足地抵抗各种诱惑，你告诉自己，这次一定会成功。在体重开始有所下降之时，你便动力十足，热情洋溢，并因此而万分自豪，备受鼓舞。看着镜子里的自己，那张脸开始有以前的轮廓——而不是近些日子这个大饼脸、有双下巴的自己。然而莫名其妙的是在接下来的一周或是一个月里，有些东西发生了改变。最开始是很难注意到的。你只是感觉不如之前那般自信。更糟糕的是，你无法放下对一块吃剩的巧克力蛋糕的迷恋。

你昨天还感觉自己能量满满，而今天就开始优柔寡断，你的意志被对甜食强烈的，甚至似乎不可控的欲望所摧毁，这种欲望更让你有满足感。嘭！——巧克力蛋糕跳进了你的脑海里。欲望变成迷恋，你的大脑里像在打乒乓球一般，反复纠结，那你一定会吃了它："我都坚持这么久了……不过，这有什么坏处呢？仅此一次，下不为例。"你还没做好承认你失去自控力的准备，可非常不幸，在你的决心一次次被动摇后，你的行为也将发生变化，这样失去自控力的情况出现得更加频繁。你已经仓促地一头撞上了欢欣雀跃之后的一面墙，这面墙就叫反习惯。

最后一章我们会讨论在试图打破陈旧和不良习惯的过程中，你无可避免会遇到的一些不适。你得理解为什么老习惯很难改变，这是你最终能否取得成功的重要开端。在讨论更为实际地运用自我训练这一方法之前，我们先深入探索一下习惯的一般性质。你会发现，彻底理解如何对抗习惯会增强你抵抗无尽渴望的能力，免受摇摆不定、零嘴不断之苦。

习惯有寿命吗？

我一直在思考，习惯似乎是有它自己的寿命的。乍一看，我之前就知道这一观点，但让我具体说明一下。1976年，我开始戒烟。那时候我在加利福尼亚州，而我妻子在新泽西州。我十分迷茫，不知道活在这世上的理由是什么，于是就打电话给我的妻子寻求建议。注意，我那时并没有抑郁或是有自杀倾向，反倒是非常严肃。毕竟，我生活中所有有意思的事都是和抽烟紧密相连的：我早晨醒来喝杯咖啡，抽根烟；饱腹一餐后，抽根烟；完成了项目，抽根烟，这些你肯定懂。我的思维（如今我知道那并不是我真正的思维——而是尼古丁的思维）完全被想抽烟这个欲望拉扯着。

好像我这抽烟的习惯不顾一切地想留下来一样——这就是我的观点。原谅我用这种拟人的手法来说明这一切，不过习惯——尤其是上瘾性习惯——看来似乎是不想死去的。它们想继续如寄生虫般存活下来，而你，正是寄生的受害者。正如我说的，我抽烟的习惯想顽固不死，它就得占有我的思维。我自认为是个理性、通情达理之人，但在戒烟的那几周里我竟然失去了我的立场、理性以及思考。不过，内心那些对尼古丁有瘾而发出的扭曲的且无益的声音所带来的冲动，竟然莫名其妙地（仍在这条戒烟之路走得颤颤巍巍）被我成功对抗了。

我的戒烟之旅是非常有价值的，经过那一次戒烟，我获得了更为深刻的见解。那便是要将自己从旧的坏习惯里纠正过来——无论是尼古丁、咖啡因、可卡因还是爽心美食——直面那些削弱你意志的渴望是极具挑战的，因为那些渴望想要占有并控制你的思维。在你被心理迷雾困扰，将信心、动力，以及决心都抛诸脑后，盲目追求那些让你舒服满足的东西时，你便已经经历了诸多不理性时刻中的一刻。而在你回过头来的时候，肯定又会充满后悔与内疚。"我为什么要吃那个东西呀？"

当今科学家们已经拿出足够的证据证明，过度消费高加工食品会给大脑带来近似上瘾的反馈，由此带来的愉悦和自控会引发大脑的功能紊乱（在第12章会谈到更多与食物上瘾相关的内容）。这与你是否把阻碍你控制体重的对象称之为食物上瘾、冲动，或单单是一个消极的习惯关系不大。但是当力量变强，对某些食物的瘾变大——尤其是那些含有高分量的糖、盐、脂肪、淀粉、小麦，或是人工糖浆——真正有关系的是你要找出是什么境遇、情绪，以及习惯导致你如此容易故态复萌。在上一章中我们说到，知己知彼才能百战百胜。在你认识到某些食物是如何让你的生活和思维妥协时，这更是一个真理。

要想成功终生掌控体重，那你要认真地对待习惯的阻力——非常认真才行。三心二意的行动并不会带来什么好结果，反而是彻彻底底的失败。你要知道，简单的节食并不能让你持续一辈子掌控你的体重。也许节食的主要作用是这个，但事实并非这般，因为当你节食的时候，最多就是你的体重下降了，但你并没有改变你与食物之间的心理依托关系。只有在你乐于将以食物为主导的生活方式用清晰的头脑、不惜一切代价的决心、不屈不挠的态度所取代时，你的饮食系统才会真正起作用。你问问自己，一天里你花多少时间来想你下一顿吃什么。我还在抽烟那会儿，我将所有愉快的事都和点燃我的烟联系起来。如果你的习惯和我以前的习惯一样，那你要知道：那仅仅是因为你认为食物好像是你存在的理由，但事实不是这样。

克服消极习惯的技巧

为帮助你处理在面对习惯的阻力时遇到的扭曲、变形的想法，可以试试这个简单的技巧：在一张名片背面，写下一些清楚、客观的原因，说说自己为什么想抵抗渴望和诱惑。当你发现自己处在冲动、失去理智的状态下时，拿出你钱包里的名片并读一读这些原因。

例如：1. 我厌恶虚弱和失去控制的感觉。

2. 我想在婚礼上美美的。

3. 我才不要食物控制我的生活。

4. 加油！我是最棒的！

坚持读这些原因，直到你的渴望消失或是你的思维变得集中且理性。这就像是咒语一般，十分有帮助。

矛盾时刻的重要性

我想你肯定看过动画片中一个人的肩膀上，一边站着天使，一边站着恶魔，各自都在动摇这个困惑不解的倒霉蛋。天使通常代表的是一个人的内心，而恶魔则代表外在的诱惑。这种内心的混乱——无论是良心对诱惑，好对恶，还是正确对错误——恰巧就是构成人的精神不可或缺的部分。要把这样的对抗看作我们与生俱来的机制，进而阻止我们冲动成性。如果没有天使（内心），我们会向冲动、幻想、原始欲望投降。诱惑和自律之间的对抗正是一把保护伞，庇护内心真正的你免受冲动控制的你所伤害。不幸的是，在天使—恶魔鏖战之时（即在你的行为两面皆可的相互矛盾的时期），你十分清楚，天使并不是总是胜利的一方。

这样的对抗在古老的印第安世代流传的故事里被生动地表达出来了：

> 一天，年老的爷爷坐在火炉边，想教他的孙子辨别好与恶，于是他说："我们每个人的内心都有两匹狼在打架，一匹充满怒火、怒气冲天、自怨自艾、沉溺放纵、犹豫胆小；而另一匹知足常乐、身体强健、友爱真实，洋溢幸福与憧憬。"孙子坐下来细细地想了一下，问道："爷爷，那哪一匹会赢呢？"爷爷回答道："你喂养的那一匹。"

"你喂养的那一匹。"这恰到好处地隐喻了我们意志的作用。当你面对冲动、消极的渴望或是欲望，而不用想象天使和恶魔、好狼和恶狼，你便能在健康且成熟的（天使般的）思考与消极且冲动的（恶魔般的）想法中作出个人的选择。举例来说，当你能成熟地进行思考时，你就能够选择建立自律、适度且非常健康的饮食习惯。这与你成熟的思维是唇齿相依的。然而，当你在消极地考虑事情时，你就会受冲动、欲望甚至强迫症的控制，大脑里充斥着薯片、曲奇饼干、糖果、冰激凌或是蛋糕——这类站在你成熟和健康的出发点对立面的食物。

尽管习惯和渴望并非总是和人真正的思维（迷恋美食常与面对食物的外表、味道或是与情感相关的特定食物时所产生的生理反应同时发生）联系在一起，但通常你会很好地意识到——这是一场博弈——是一场成熟、理性、似天使般的企图要与冲动、消极、似魔鬼般的欲望对抗的拔河比赛。这是一场僵局，你听见自己为理智辩解：我真不该吃这个东西的！在这场拔河比赛中成功的决心成为长期控制体重的中心点。你的命运——你的决心成功与否——是在矛盾时期那个关键时刻所决定的，也就是说，所有事都是在"该与不该"二者之间找到平衡。这样的时刻可以是几秒钟，也可能是几分钟，甚至还可能是几个小时。最终，你会找到一个倾斜点，偏向于选择抵抗，还是选择投降。

随着自我训练的进步，自律的肌肉得到训练；随着自律的力量增强，你习惯的阻力就会越来越弱。不久之后，你会发现曾经扩大化的内心矛盾已经变小直至消失不见。当我们在谈长期的体重控制时，记住，我们的目标是习惯的再养成：养成一个能够重新定义你与食物的关系且切实可行的新习惯，以替代曾经那些陈旧消极的习惯。这样你就会明白，抵抗／矛盾作为改变消极习惯的重要步骤，为什么是取得成功的不可逾越之路了——毫无捷径可言。除非你彻底摒弃以前的习惯，不然你取得的所有成功都将是过眼云烟。

你是否需要一些鼓励？如果这样做，那不久后你就不会再挣扎了——你会成功打败冲动、渴望和迷恋。改变消极的饮食习惯最终会化解心理冲突。你能想象毫无阻力就能保持体重吗？不用经历痛苦，只是简单地作一个有益健康的选择。这似乎就像一个白日梦一般，不过你要意识到，你消极的饮食习惯和模式是让你身材变形和心理扭曲的原因。当你的生活随着情况或情绪变化而习惯性地被食物拖着走，那么根本不是你决定要吃什么，而是你与食物那种错误的条件反射关系在真正起作用。

真实生活中的自我训练：了解敌人

"事实胜于雄辩。"在谈到理解人们的挣扎之时，我就是同样的感觉。我想呈现在你面前的"事实"是基于真实的案例材料的。当然，为保护病人的隐私，我已将所有的私人信息全部改变，但是在我这本书里提到的所有故事都是从我自己的笔记和病人的日记中得来的。本章以及接下来的章节中，你会看到许多在我工作里遇到的那些努力控制体重的人。你会看到自我训练的观念是如何直截了当地运用到真实生活中去的。

敬告读者朋友：请千万不要跳过或无视书中提到的故事。我已经发现，从我第一次提到"自我训练"（如：三个敌人、矛盾的重要性等），到接着是用真实的生活案例进一步说明这一观念时，人们会对这个观念有更深一步的理解，同时也更能在他们日常生活的努力和挑战中将其运用得体。

从卡伦（Karen）的故事中获益

卡伦是一位32岁的单身妈妈，她最近决定攻读时装设计的学位，重新开始自己的生活。要说明我们上一章提到的三个敌人——不利环境、有害情绪以及不良习惯——彼此之间如何纠缠引发饮食系统崩溃，卡伦的故事便是十分突出的案例。

卡伦来治疗她的焦虑、抑郁甚至躁狂症状，她坦承："我的生活已经失去控制了。胖了好几圈，每晚喝酒放纵，甚至还忽略了我的儿子。我是什么母亲？我厌恶这样的自己，我自己已经没有办法控制自己了！这太可怕了。我不愿承认，甚至都不敢确定我是不是想改变这糟糕的现状！我就想自己一个人走得远远的，我真的非常害怕情况朝这个方向继续恶化。"

卡伦回忆到，她曾在缺乏安全感和自信心，难看的外表以及短暂性轻微心绪不宁的苦海里挣扎，她（那时就和许多青少年一样，尤其是女孩子）错误地认为自己太肥了。食物是她最大的敌人，这个想法导致了恶性循环，适得其反。她回想自己那时不好好吃饭，而是一天就盯着体重计，像是体重计的奴隶，自己一边不断地节食，一边又忍不住大哭，常常因为觉得没有变瘦就感到压力大。卡伦真的很肥吗？她自己也承认，回过头来看，其实那时自己并不是真的胖——只是自己当时那样觉得罢了。尽管她并没有厌食症，但她总是纠结于自己摄入的每一点卡路里。

在她之后的青年时期以及二十岁出头时，她的体重会因为她时不时地节食而上下波动。偶尔她还会去锻炼一下，而今，由于当了母亲，去健身房对她而言变成了遥不可及的事。即使她说如今已不再像高中时那么纠结于自己的体重，但至今她还是无法做到不去在意。尽管她离婚后不得不搬回娘家与父母同住，但她还是基本可以掌控自己的生活，直到她回到了大学上课，问题便来了。据卡伦的日记记载：

在回到学校之前我的一切都还可以。我生活中的事都定下来了。泰德和我最终以成熟、负责的态度离婚，监护权也定下来了。我搬回爸妈家里，他们表示会永远帮我照顾孩子，也支持我想继续学业的想法。阔别校园多年，能再次回到学校真的让我非常兴奋。

但是，我上课一段时间后，我开始有一种低落的感觉——没有精神，感觉烦躁，我描述不清这具体是一种什么感觉。肯定不是家庭作业的原因，因为那很简单而且我很喜欢这些课程。起初我很不愿意承认，但在心底我其实知道问题出在哪里。是因为我的同学大部分都是二十岁出头的小姑娘，我想起在我离开校园后每天都在变老和变胖，体型变形，生活悲惨，我觉得我好像回到了高中时代！我想方设法不让这个想法扰乱我，可是它几周后依旧困扰着我。极其困扰！

看着那些女孩子穿着紧身牛仔裤，健康活力的身姿时，就仿佛一把钢刀插在我的心口上。我知道我并不胖，可是和她们比起来，好吧，是她们让我觉得我胖。我开始注意到自己藏有深深的忧伤。刚开始我无法理解，但后来我意识到，我是为自己失去的年华而难过。我的第一反应是开始节食并开始锻炼。是的！我要这样做！

有那么短暂的时刻，我兴奋不已。从班级走到停车场的路上我一直微笑着。然而一个想法打击了我——就像是几吨砖头压了下来。我的身体发生了改变，尤其是怀孕之后，残酷的现实是我根本不可能再拥有二十几岁的傲人外表了！那一刻，我觉得自己像被掏空了一般，我趴在方向盘上痛哭了起来。

从卡伦在车里崩溃的那天起，她的行为变得越发放纵。从家到学校的路途中，她从偶然开车停在汉堡店到如今养成每天都要去那里一趟的习惯，就像她每天早晨都会依照惯例开车去买甜甜圈和咖啡一样。几周之前她每周一次的购物车里装满了蔬菜和水果，而现在却塞满了薯片、奶油沙司和曲奇饼干。

自我训练要把认识你的敌人作为第一步。在我们的交谈中，我努力帮助卡伦让她明白，自我训练是怎么帮她弄清楚她挣扎的原因的。这是她的发现：

重新定义不利环境　卡伦将自己的抑郁归咎于她的同学们（"她们让我觉得自己胖"），她觉得自己是受害者。受害者，意思就是没有能力反击，这是完全不对的。没有任何人、任何事能左右你的想法。无论你感觉良好还是糟糕、乐观还是消极，都取决于你自己如何界定自己的情况。

拿税务审计打个比方。大部分人会告诉你，被国税局审计会让人不安，但如果我们采访十个被审计员关注的人，其中七个也许会真的觉得焦虑和恐慌，两个可能会觉得生气和愤懑，而还有一个陷入桃色新闻的人，却根本毫不在意。这就是说，面临的情形本身不会决定我们作出何种反应——只有我们自己能决定如何对当前情形作出反应。正如四格漫画的主角说的，"我们的敌人就是我们自己。"

上述的观点至关重要，因为如果你觉得你受情况所害，那么是你把自己放在了一个毫无还手之力的位置与现实对抗。相反，对于卡伦而言，正能量的认识应该是："我允许这些女孩来胁迫我。"如果你允许某件事情来困扰你，那么你就会知道如何不允许。自我训练中的自我对话（在后文会具体谈到）这一技巧通过教你分离事实与情感假想，进而让你知道如何消除错误想法和观念，然后让你减少并停止反复纠结，最后让烦恼一去不返，学会相信自己。

打破消极的习惯 卡伦的情绪崩溃导致她的生活开始走下坡路，而她的饮食习惯也开始变糟。她在深夜狂欢后会特别想吃快餐。从她的身材可以明显看出她体重上涨了。逐日增加的欲望让她无法完成学校的任务。她的成绩就像她的情绪一样，一落千丈。她的焦虑一天天转变成了压抑的绝望。她的生活每况愈下，她甚至还会在深夜买醉。她妄图在暴饮暴食和烂醉如泥间麻痹自己，让自己不再失眠。

为了让自己的情绪得以平息，卡伦无意间就养成了许多习惯，这些习惯就像是让她心灵得以庇护的小岛：上学路上买甜甜圈让她的焦虑有所缓解，放学后习惯性地去买汉堡薯条、奶昔等来减轻抑郁，她试图用食物来缓解她越来越糟的情绪。可是这些习惯越是变得习以为常，她对酒精的冲动就越是强烈。没过多久卡伦就觉得自己毫无选择了，她觉得自己不得不吃那些给她安慰的食物，这样才能顺利度过一天。她现在不仅是对自己糟糕的情绪无能为力，更对自己消极的习惯束手无策，像是毫无还手之力的受害者一般。

值得一提的是，在这场争夺情绪霸权的战斗中，坏习惯往往比好习惯更占优势。因为坏习惯能立竿见影地让心灵和身体得到慰藉。在第3章中你会知道，摄入含糖分和脂肪的食物会让大脑释放让人兴奋的化学物质，这种化学物质与吸入可卡因和海洛因所释放的是同一种。在谈到人这一生要健康地控制体重时，你会发现自己常常摇摆于顽石（旧习惯）和艰难之地（难以作抉择）之间。要在增加健康的（但没那么上瘾的）食物中过上更为健康的生活方式，就一定要有意识地让自己不那么敏感，有时还要拒绝某些能带来慰藉的食物。度过抵抗习惯阻力的这段时期是极具挑战的，但请不要胆怯，一切都是暂时的，这正是要锻炼你自律的那块肌肉所必须付出的努力。

瑟斯（Seuss）博士说得最好："我听说过这世上有不止一种的麻烦。有些来自前面，有些来自后面，但我已经买好了回击麻烦的大拍子。一切准备就绪，现在是那些麻烦自讨苦吃了。"（瑟斯博士，《去太阳城真是好麻烦》，*I Had Trouble In Getting to Solla Sollew.*）

你得找到你自己的拍子。

抑制有害情绪　卡伦开始翘课，因为她觉得自己根本无法专心学习。体重越是增加，她就越憎恶自己，放纵自己。最终她离开了校园。离校之后她的情绪变得更糟，她每天无精打采，也更不愿走出家门一步。她无节制的饮食和酗酒使得她父母都请求她寻求帮助。可是卡伦自己却不是很想改变现状，她就想自己一个人待着。

长期的压力对我们的情感和生理都有损耗作用，随着这种损耗的持续，焦虑和抑郁也会越发严重，而让你有所慰藉的食物影响你大脑的反应，在你吞下后便开始缓解焦虑和压抑带来的不适。在卡伦开始自我治疗并将酗酒和深夜暴食结合时，一切便藏有巨大的隐患。毫无疑问，喝酒是能抑制焦虑，可当你是以买醉来治疗自己时，酒精便成了危险的药物。酒精也会扼杀你想适度饮食的念头。在几杯酒下肚之后，卡伦说"谁在意呀？！"此时她便无意识地只有一个消极目的：忘记痛苦，麻痹自我。

在你放纵自己时，你并不在意昨天的困难或明天的希望：而是当下这一刻——你身体在看似欢愉中被损耗的这一刻。你眼里只有面前盘子里的食物。毫无疑问，一旦开始放纵自己，你就会失去自己。不过在接下来的章节中你就会知道，放纵也是有自己的致命弱点的。

选择积极的方向　　卡伦的前夫和她共同监护他们4岁的儿子，而她前夫十分担心她情绪崩溃。最终让卡伦从糟糕的情绪旋涡中摆脱出来的是她的儿子。一天深夜她喝得醉醺醺的回到家，昏睡在沙发上不省人事，而此时她的儿子感染了肠胃病毒，在床上呕吐不止。他跌跌撞撞地来到客厅，看到妈妈躺在堆满薯片碎屑的沙发上，旁边还放着个空酒瓶，他怎么也叫不醒她，于是只好下楼叫醒了外公外婆。卡伦这才意识到她有多么严重的问题。在她前夫和父母的劝说之下，她终于打电话预约了我。

卡伦的故事富有戏剧性。它清楚地表明不利的环境、有害的情绪以及消极的习惯是如何累积起来最终引起生活混乱和身体脆弱的。你的情况也许并没有卡伦带来的伤害那么大，但其实是一样的：不利的环境、情绪以及习惯凑在一起，会让你觉得以健康的方式而非消极的想法活着并不可能。且不论这三个具体的因素会瓦解你的意志力，消极的饮食习惯也会在许多方面损害你的健康。

在第4章中给我们会再次说到卡伦的故事，她在积极治疗后最终成功改变了消极的饮食习惯。而她成功控制体重的策略具有独创性和高效性。我们第一次见面时她还在苦苦挣扎，而今她的转变却十分励志。

3

为何贪慕美食？
该如何应对？

千万别吃得让身体无法负荷。

——猪小姐（Miss Piggy）

有一天晚上，我在食品间搜寻小吃时偶然找到一袋海盐醋味的薯片，本来我们的食品间是没有这种垃圾食品的，但这恰巧是上次聚会剩下的。我找到了一罐豆子，拿的时候只是瞟了一眼那个袋子。过了一会儿，我发现我脑海里居然一直想着食品间的薯片。事实上，不仅仅是想着，我已经开始脑补吃着薯片的感觉了——那又咸又油的口感，那酸爽的味道。那个念想——也许应该叫虚拟感觉——是如此诱惑。我是一名遵循适度饮食、吃对心脏健康有利的食物的素食主义者。薯片虽然是素食，但却十分不健康。

但有一点是很直观的：当素食主义者并不是意味着我对食物没有感觉。毫无疑问我肯定会很享受吃薯片。同样的，我肯定也很享受吃块蛋糕，或是来一个冰激凌，甚至吃个大汉堡。不是因为这些食物不好吃——它们很美味——而是恰巧这些食物是我出于某些原因而拒绝食用的。希望我并没有让你觉得习惯的再养成会让你无法再吃到给你慰藉的食物。其实并不会，反而是会让你非吃不可的欲望和冲动得以缓和，让你客观冷静地处理好偶尔出现的心理冲突，以此杜绝形成强迫症。

我举自己吃薯片的例子是因为我从中有所收获：谈到某些食物时，你的大脑已经存在与该食物相关的记忆。而这些记忆会唤起一种也许可以说是怀念的味道，即我称之为假想品尝的感觉。假想品尝时，对一种具体食物的念头出现在你的脑海，然后你便开始在大脑中品尝它。这还远不是一个简单且被动的思考过程，许多报告表明暴饮暴食的人只是简单地看到一张他钟爱的食物的图片，或是闻到其味道时，他的大脑就会兴奋起来。这些实验说明，视觉和嗅觉的刺激也和吃食物一样会导致大脑发生同样的生理变化。（这也是为什么街上那些烘焙店里散发着浓郁香味的肉桂如此诱人。）想象一下吃一勺你最钟爱的冰激凌，回想那个味道、口感和冰凉度。现在换成另外一种口味，你在你的大脑中能尝出差别吗？这无须我再赘述假想品尝有多大的力量了吧。

在我们谈论忌口食物的外在、香味，以及记忆中的味道使人产生欲望时，实际上是指假想品尝。但是其实可以更准确地说是忌口食物引起了假想品尝，而假想品尝又引起了对食物的渴望。和由于过度渴望而带来的消极念头（"干脆吃了它！"）不一样的是，假想品尝并不与思维相关，更像是一种条件反射，一种出于本能情感的经历。假想品尝过程，不仅仅改变你的生理（如下表所示），而且让你感性地开始体验到在你吃食物之前的慰藉、逃离或是让人沉醉的安宁。在你下次准备吃一块德国巧克力蛋糕的时候，在把蛋糕放入你嘴里之前请暂停，思考反省几秒钟。你会发现，其实你的大脑已经在品尝这块即将入口的蛋糕的味道、口感和温度了。在禅宗意义上来讲，你其实已经吃了这块蛋糕了。我们来进一步看一看薯片是如何牵绊住我的。

> **美味臆想——这不仅仅是心理过程**
>
> 讨论到美味臆想对消极饮食带来的巨大影响时，了解美味臆想并不单单是一个被动的心理活动会有很大帮助。调查显示，在人们看到开胃食物（即会引起美味臆想的食物）的图片之后，血液中会增加胃饥饿素，从而给大脑发出非常饥饿的信息。
>
> 美味臆想还与许多其他由于饥饿而引发的生理反应密切相关，比如下列身体元素含量的增加：
> ·唾液
> ·胃酸
> ·胰岛素
> ·血糖
> ·脂肪酸
>
> 概要：美味臆想是有害的。它会产生一系列强有力的心理与生理反应，从而诱导你渴望食物。

生理机能的力量

依照你的年龄，也许你曾听说过新泽西的帕里萨伊德娱乐公园，如今已荡然无存。事实上，你也许听过 Chuck Barris 乐队在1962年唱的《帕里萨伊德公园》，主唱是弗雷迪·坎农（Freddy Cannon）。那时我还年少，夏天的大部分周末都是在那个公园度过的，我常常在路上闲逛，总是会停在薯条站的旁边。四次中有一次我会买一大卷硕大又多汁的薯条，薯条上还沾满了大量的盐和麦芽醋。还是说说强有力的记忆吧。（事实上，我发现自己在写这段内容的时候唾液分泌增加了。）

在我假想品尝这些海盐醋酸味的薯片的其他夜晚，我在不小心唤醒了沉睡多年欲望的同时，还唤醒了沉睡多年的记忆。尽管这并不是当年帕里萨伊德公园里的薯条，可是那与盐、醋和土豆的关联却足以点亮我1964年的那部分记忆，在五十几年后还能再次尝到我曾经吃过的薯片相近的味道。重点是，在探讨渴望、冲动、沉迷以及相似时，我们其实说探讨了生理机能的强大作用不仅仅在于你的情感、判断和思维上，也同样作用于你的身体反应。

了解透彻你追求终生掌控体重的过程中所面临的力量对于你最终的成功至关重要。在你与这些力量对抗的过程中，要想最好地诠释你的角色，可以在大脑中进行宁静之祷："请让我平静地接受那些我无法改变的，请鼓励我去改变我能改变的，请赐予我智慧去分辨不同。"我们来解读每一句话，并了解清楚它同你如何关联：

· **请让我平静地接受那些我无法改变的**：肯定有许多生理的实际情况是你可以影响但却无法改变的。理解这些实际情况会减少你的沮丧，也会让你更有正能量去面对这些沮丧。

· **请鼓励我去改变我能改变的**：这本书教你运用自我训练的方法去重组你的生活。通过勇敢地用适度的、健康的、有目标的生活方式去替代疯狂的、消极的饮食习惯来达到自己的目标。

· **请赐予我智慧去分辨不同**：自我训练通过给你具体的工具，教你辨别真正的饥饿（生理饥饿）和假想饥饿（心理饥饿）。

大脑的生理现象

直至本章，我们依旧把重点放在了如何强化你的大脑意识去解决减重和长效控制体重的难题上。现在我们要将减肥的心理活动拓展开，从神经生物学方面去了解你为什么会饥饿，为什么会渴望某种食物，以及为什么你感觉或感觉不到饱腹感和满足感。

千百年来，哲学家与科学家一直在争论像"精神"和"大脑"这种词的深层含义。比如，古老的埃及人指出智力——精神——是根植于心的。从当今对于思维是源自何处的视角来看，古埃及人的观点似乎很无知，但是我们却依旧会说："我要用心去学习。"直至今日，与精神和大脑的关系以及意识和观念的性质相关的问题都被提出来探讨。

我们来简单地说一下。"精神"是指你散发的思维，而"大脑"是散发这些思维（即这些电化学事件）的器官。所以不必害怕，你读本章时用不着一个生物化学老师。但无论如何，千万不要跳过这些探讨过程和自我训练的十步，以及接下来的化学反应策略。你会发现，了解控制体重背后隐藏的生物学原理会让你在面对减肥挑战时更具理性视角。例如，你会更倾向于耐心地作必要的调整以使自己的减肥之路有条不紊，而不是盲目地虐待自己。最终你大脑的化学反应和生理机能会受到影响，从而促使你的减肥之路走上正轨，并重新养成长期的习惯。对习惯的再养成的可能性还有另外一个说法，叫神经可塑性（随着时间的过去，大脑对于身体的改变会呈现惊人的能力），这就是我说的所有的习惯都是后天习来的，而所有习惯都是可以打破的。

神经生物控制中心

有一天，我在升级我电脑的杀毒软件。不幸的是，我的计费软件莫名其妙地崩溃，里面的数据也全部消失不见了。玛丽是被安排来帮我恢复数据的售后工作人员，我那天和耐心的她度过了整整一个下午直至傍晚。她问我可不可以远程控制我的电脑，得到我的允许后，她在几千米远的地方点击鼠标打开了我的文档，这让我觉得不可思议，不过心里还略带点不安，因为觉得我没法再控制我自己的电脑。

回到减肥的正题：就像是玛丽对我的电脑的所作所为一样，你的胃、消化道、脂肪组织释放各种各样的荷尔蒙，它们是从一个遥远的地方直接控制你大脑产生化学反应，告诉你何时饥饿，何时饱腹。但除此之外，视觉效果、味道以及对最爱的慰藉食物的念想（美味臆想）也会引起脑部的巨大兴奋，从而刺激渴求、欲望和迷恋食物。（想证明吗？想一下你最爱的食物吧。）当所处的情形被这样展示出来时，你会很容易察觉自己是神经生物学的受害者——甚至到觉得自己无法直接控制发生在大脑中的化学反应的程度。然而，从自我训练的角度来看，正如你即将看到的，你可以影响这些事件，你并非孤立无助。

当然，即使你并不知道饥饿与饱足（饱腹感）的生物学原理，你仍然可以减肥。可是你终究会知道，对大脑产生的化学反应有一定的基础知识能帮你保持内心的乐观、自信和坚韧不拔，这其实是一笔巨大的财富。举例来说，当你肚子空空如也之时，你强有力的饥饿激素就被释放到了血液中，以此来给你大脑"该去吃饭"的信号。同时，了解这些机理还能让你少折磨自己。比如说，你没吃早餐，结果便在午餐时大快朵颐，比起感觉虚弱和毫无自律，你反倒更倾向于认识你应该吃早饭的生理真相。

同样的，你可能更能理解在看完电视上播比萨的商业广告后自己内心的渴望与纠结。你会提醒自己，即使只是看看诱惑十足的食物，也会使得大脑的饥饿激素和兴奋反应飙升。了解清楚某些诱人食物的味道、外观以及大脑反应是如何让人产生对食物渴求，这会让你在维持长久的动力的过程中处于较为主动的地位。为什么呢？因为有时候不责备自己或是感觉自己处在劣势都没关系。有时候要知道，是你的生理——而非你本身——试图破坏你完美的计划。

内心的采猎者

大多数减肥的人不仅想要减重，而且是想快速减重，这是可以理解的，但是，以饮食的突变这种方式会严重破坏你所有的努力（这也是明白饥饿与饱足的生理机能如此重要的另一个原因）。来看看是如何破坏的：由于进化动力，人的身体在先祖那个残酷未知的采猎者世界得以幸存。几百万年以前，那时第一家麦当劳可还没开张，生活是需要用尽一切办法的，所以毫无疑问，人类必然是机会主义者，无论大自然何时赐予机会，人类都得时刻准备着，或许是抓一把成熟的水果，或许是与剑齿虎决斗。

因为我们的祖先在觅食时不会计算维持生命所需的热量应恒定多少，而我们的身体便对保存营养进行安全防护。以对身体有害的渴望（例如对甜食的喜爱）为例，事实上我们人类是必须要摄入糖分的，因为它会以葡萄糖的形式被身体吸收利用，从而给人体提供源源不断的能量。但是一定要注意，血液中糖分过量是含毒性的，所以身体会分泌胰岛素将血液中多余的糖分（葡萄糖）提取出来，提取出来的葡萄糖要么立刻被转化成能量，要么转化成糖原的形式储藏在肝脏中。如果肝脏的储藏量达到一定程度，那么剩余的葡萄糖就会转化成脂肪，以备未来消耗。这意味着，我们祖先发现自己眼前没有长毛象或浆果乔木时，储藏在体内的糖分作为重要的后备能量供给者，现成可用。

但事情往往是这样的，对于穴居人而言是好事，对于今天的节食者而言却是忧患。一旦肝脏和肌肉得到充足的糖原，人的身体就会将多余的糖原转化成脂肪长期储存，以备未来之需。（你一定同意，对于储藏脂肪，身体本身是没有概念的。）所以下一次当你发现自己正在为刚刚狼吞虎咽了巧克力而后悔时，不要怪自己喜爱甜食，也不要怪肚子，更别怪那是你的个人软肋。要怪就怪弗瑞德（Fred）和威尔玛·福林斯通（Wilma Flintstone）。[1]

在当今社会，人们认为这些由于生物进化而形成的保护措施多余，可是它们依旧存在我们的生物机理中，伴随快节奏生活，快餐式饮食的挑战，给身体带来了极大的灾难。举例来说，如果你极快地缩减热量的摄入，那你的身体相应就会进入饥饿模式。体内新陈代谢减缓，身体会消耗肌肉而非消耗脂肪来转化成热量。这样的消耗方式导致新陈代谢进一步减缓，从而导致嗜睡症和无精打采，因为这样几乎不需要消耗热量。对于穴居人而言，身体的这种保护措施是一件好事，因为他们不知道自己的下一餐是什么时候，但是对于今天心急的节食者而言却是一件坏事。在大量减少热量摄入后，节食者会发现他的身体到

1　20世纪60年代美国动画片《摩登原始人》里的角色。该动画于90年代被翻拍成真人电影。故事以原始人为背景，用非常现代的手段表现原始人幽默趣味的生活方式。——译者注

了糟糕的停滞时期，在身体感觉临近饥饿边缘时竟然开始不再消耗热量。所以如果体重突降（这是误入歧途）是你的目标，那么你应该将最终的挫败怪罪于原始人弗瑞德和威尔玛身上去。

我们来简单（我保证）看看饥饿的相关神经生物学知识。尽管全世界的科学家依旧研制价值几十亿的药物来对付过度肥胖症，但要科学地理解饥饿和饱足依旧存在复杂性、不完备性以及变化性。所以为了不迷失在神经生物学的汪洋里，我们会将讨论重心放在与饥饿、饱足以及渴望相关的化学变化上面。首先我们来谈谈饥饿。

饥饿的开关

在你大脑的深处存在一个结构元，我们称之为下丘脑。它控制着重要的身体机能，例如饥饿、体温、血压、口渴以及劳累等。将这些身体机能信息反馈给下丘脑，与神经系统密切配合的信使，被称之为激素。比如说饥饿激素，指示你的大脑（通过下丘脑）你什么时候想吃个芝士汉堡，来碗麦片粥或是啃个苹果，而饱足激素便是告诉你的大脑你什么时候饱了。

我们把下丘脑比作一个简单的照明开关（图3.1）。在你打开开关时，电流通过电线使灯亮起来，而

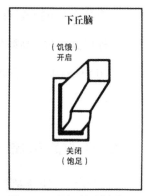

图3.1 下丘脑（饥饿）打开/关闭（饱足）

当你关闭开关时，电流切断而导致灯无法亮。同理，当大量的饥饿激素汇集到你的下丘脑，那么控制你饥饿的开关便被打开，它给大脑发出"呀！我饿了"的信息。

为保证下丘脑的开关处于打开状态，大脑需要接收饥饿激素传递的各种信号。以下是一些重要的饥饿信号传递者：

· **胃饥饿素**：这是人体在饥饿时产生来刺激食欲的激素。许多研究者认为它与饥饿紧密相关。在你进食前（如你看到美食图片时）胃饥饿素含量会增加，而进食后会降低。

· **消脂素**：体内的脂肪细胞会分泌与饥饿、饱足相关的激素。当体内的消脂素减少时，人体便会感觉饥饿。

· **葡萄糖**：这是人体的能量之源，持续受下丘脑的监管。当其供给变低，下丘脑便会侦测出来并使大脑回应道："我饿了！"。

· **神经肽 Y**：此激素会随压力（可能是由之前提到的"三个敌人"单独或同时作用引起的）增加而含量增加。它会促成高脂肪、高糖分饮食。神经肽 Y 专门负责打开（或关闭）你对碳水化合物的渴求。（"服务员，请再给我拿点面包。"）

知道如何关闭饥饿的开关

现在我们来谈谈对节食者十分关键的事情：关闭饥饿的开关，感觉自己饱足。再强调一次，最重要的反应主要是发生在人体的下丘脑的。为了有饱足感，下丘脑必须将输入流切断，让大脑不再感觉饥饿，同时意识到人体事实上是饱足的。下列是重要的饱足信息传递者：

· **消脂素**：这个由脂肪细胞分泌的激素在体内有双重作用，负责长期调节身体的饥饿和饱足。上面提到过，当体内储藏的能量（以脂肪的形式）减少，人体会感觉饥饿，而如果体内储存的脂肪是足以应付体力消耗的，那么消脂素便会告诉大脑减少摄入食物。然而，这并不是全过程。可能你会想，人体要是分泌越多的消脂素就一定会越瘦。不过事实可不尽如人意。自相矛盾的是，过多的消脂素是导致过度肥胖的病因因素，这被称之为消脂素阻力。它会在人体陷入过度食用高糖分、谷物以及加工食品时产生。这种长期的过度饮食习惯会影响你大脑产生消脂素的效率，从而导致人体无法辨别你是否已经饱足了。

· **缩胺酸 YY（PYY）和胰高血糖素样肽 -1(GLP-1)**：人体会分泌肠道激素（即缩胺酸 YY 和胰高血糖素样肽 -1）来吸收食物，这两种激素会指示大脑身体已经饱足。

· **缩胆囊素（CCK）**：这是已知的首要饱足激素之一。在部分易消化的食物从胃进入小肠时，人体便会分泌缩胆囊素，以此传递信号给下丘脑："好了，我吃完了！"人体会在你开始进食的20分钟内产生CCK。

· **肥胖抑制素**：这是由胃和小肠同时分泌来抑制食欲的激素。肥胖抑制素能减缓胃和小肠消化道对于易消化食物的消耗速率，它指示大脑："我根本用不着吃这么多！"

是多巴胺导致你这样做的吗？

我们前面已经对饥饿与饱足的复杂原理进行了简单的概述。建议如何在减肥过程中控制人体反应之前，我再介绍一个更复杂的参与者：神经递质多巴胺。多巴胺是大脑分泌的一种兴奋物质。很多让人开心的活动，如社交、运动以及听音乐等，都是因为大脑在这些活动的过程中分泌了更多的多巴胺。你切身体会过，食物与快感总是相伴相随。

人类生存的深层次生理核心可以细分为两种行为：进食与生育（性行为）。为保证这两种行为不被轻视或忽略，人的大脑形成一种奖励机制，保证生命不会因为缺乏兴趣、动力以及无法承受达到心理与生理满足所要的意志考验而受到威胁。我们来面对现实吧——如果吃东西让人反感，那么也许今天你根本不会来看我这篇文章！

多巴胺似恶魔的一面

科学家们已经证实，高加工的美食包含大量脂肪、糖分以及盐分，人体消化时大脑会产生类鸦片活性肽——与吗啡、海洛因以及其他毒品的上瘾成分相同。（事实上，几乎所有会使人上瘾的药物都会让人体产生大量的多巴胺。）这就是为什么在与欲望或毒瘾抗争时，人总会遇到强烈的天使—恶魔之争。简单而言，食用某些诱发食物，便是追逐多巴胺或是类鸦片活性肽似恶魔的一面。

人类渴望并兴致勃勃地寻找其他形式的满足感，这也与体内的兴奋奖励机制相关。但我们考虑的是食物，所以我们一直谈论这个主题。（在第12章中，我们会说明某些食物是否真的会让人上瘾，而不只是简单地勾起人的冲动。）科学家们已经表明，食物与毒品在如何影响大脑兴奋中枢和自控中枢方面有极大相似性。食物和毒瘾都导致多巴胺受体减少，用上瘾的说法，受体的减少导致容忍程度的减少。也就是说，相同剂量的毒品或美味的食物不再能达到你最初体验的相同程度的满足感，最后，长期的多巴胺激增导致多巴胺受体减少，也就意味着需要更努力（吃得越来越多）才能保持甜、咸以及脂肪带来的快感。

　　此时你可能觉得，阻止你达到终生控制体重目标的幕后黑手就是人的生理原因。从我们并非为活在这"过剩年代"的角度来说，这是正确的。所以，是的，你必须要像控制思维一样控制你的生理反应，给身体正确的反馈信息（同时制订可重塑你思维和生理反应的自我训练计划武装自己），你将发现，回归更为健康和真正自然的生活方式是如此让人兴奋的事情。

进步习惯的重新养成

　　给予身体的反应一个随意的赞赏，不仅会对持续努力养成新习惯带来希望，还会对帮助进步的生理力量起作用。一个在轮班岗位上的人就明白，如果突然调去上夜班，其实是很难重新形成睡眠周期的。但是只要时间够长，耐心十足，身体肯定可以重新形成规律周期。饥饿—饱食模式也许不仅是因为多年的暴饮暴食，而且是外加时断时续的摇摆不定的干预而形成的结果。是时候言行一致了——言行一致并自我节制。

在你终于决定要开始减肥的时候，不要因为过热的决心而采取极端节食，即忽视复杂的人体内部生理现实来进行减肥。所有能让人终生控制体重的方法都不是一时狂热的，相反，让自己的身体和思维相互协调，自我调节，从而自我节制便是一种有前途的方法。正如达尔文说的：一切都与发展相关，而与革命无关。

决心的力量

正如控制人体饥饿和饱足的强大生物学的力量一般，你的力量之源是你自己——你的思维和意志。需要说服力？请想想赫伯特·尼奇（Herbert Nitsch），一名澳大利亚的自由潜水员，他呼吸一次，便能潜到爱琴海下214米。或是美国超长马拉松运动员迪安·卡纳泽斯（Dean Karnazes），连续五十天完成了五十个州的五十次马拉松。抑或是"冰人"维姆·霍夫（Wim Hof），他是一名荷兰的冒险家，曾只穿着短裤攀登上了珠穆朗玛峰和乞力马扎罗山。千万不要低估决心的力量！

最有利于身体的十大重要策略

你如今已经明白了生理在控制人体饥饿与饱足时的强大力量，那在本章将总结出十件奋力减肥时要考虑的事，这将帮助你在产生有利于减肥的生理反应前就付诸行动。

1. 保证充足的睡眠。睡眠对于减肥和维持体型是非常重要的。人体一旦筋疲力尽时便会寻求更多营养，这就是为什么睡眠不足六小时（或是睡眠质量很差）会导致消脂素（饱足激素）含量降低，胃饥饿素（饥饿激素）含量增加，也就是变得更加饥饿。因为消脂素常常在人体睡眠的时候分泌，即使是就几个晚上睡眠质量不好都会极大降低消脂素的含量。

2. 保持日常锻炼。 如果想长效控制体重，锻炼频率应该是多少呢？答案是越频繁越好。日常锻炼确实会给减肥带来最好的效果，不过任何锻炼都一样。运动会降低人体的胃饥饿素含量，增加缩胺酸 YY（饱足激素）含量。此外，有氧运动还会刺激人体胰岛素的感应度，从而帮助控制食量。什么运动是最好的？要减少体重的话，那么有氧运动（如慢跑、散步以及用跑步机锻炼等）比只消耗糖原的无氧运动（如力量训练、疾跑等）效果更好。不过，将各种形式的运动结合起来对于减肥和长效的维持体重是最有用的。研究表明，坚持锻炼是减肥彻底成功的关键。

> 自我训练小贴士
> 警惕：运动会给腰部带来一定伤害。

3. 进食时细嚼慢咽。 食物在人体内的流向是从胃到小肠。当部分易消化的食物到小肠时，人体会释放一些反饥饿的激素，如肥胖抑制素、缩胆囊素、缩胺酸 YY 和胰高血糖素样肽 -1 等。释放该类激素从你进食开始 10~15 分钟（时间长短取决于你的消化机能）发生。问题在于：如果你吃得太快，或是在身体还没来得及释放反饥饿激素之前你便搞定了第二份意大利面，那么大脑便不知道你目前是否已经吃够了。

试试下列的鸡蛋定时法来帮助管理身体本身的定时机制。

计时法帮你走向少食之路

5分钟后	12分钟后	16分钟后
1 ② 3	4 5 ⑥ 7	8 ⑨ 10
饥饿感未减少	可容忍饥饿度	饱腹感，满足感

图3.2 计时"饱腹感"

你如果是吃得快又吃得多的一类人，总是狼吞虎咽，总是在胃里的食物还没到小肠前又抓起了第二份食物，那么你的大脑根本不知道你其实已经饱了。你会一直觉得饿并想再吃点，直到体内分泌的多巴胺使你觉得十分满意了为止。"再来一份吧？"

为了不被假想饥饿欺骗，你要对我称之为"胃反馈到大脑"的失效时间心里有数，这十分重要。图3.2展现了一个连续统一体，1~3分表示饱腹和满足感程度，4~7分表示对于饥饿的承受度，8~10分表示饥饿情况无显著下降的程度。

在吃下一顿饭前，决定好身体所需食物的正确分量是多少。注意开始用餐的时间，然后每隔五分钟左右记录一次饥饿的强度。在完整二十分钟，或是在你达到饱腹和满足感觉的时间段里持续记录你的饥饿感。

五分钟后，记录了图3.2的人，饥饿感并没有显著降低，但却在十二分钟时有了显著降低，更是在十六分钟时有饱腹感和满足感。

你自己的记录也许会和图3.2有所不同，而且每顿饭之间可能也有所差异，所以应该重复记录很多次，从而发现你"胃反馈到大脑"的平均失效时间。一旦你清楚了自己绝对饱腹和满足的平均时间，那就相当于有了一个煮蛋计时器，你要将计时器定好时间（根据上述例子，可以是十六分钟左右）。一旦你吃完盘子里的东西，在定时器没有停止之前绝对不再多咬一口。

因为一定要坚持到计时器剩余的时间结束，所以你会吃得慢一些而不是坐在那里傻等时间结束。

从我自身经历来说，当计时结束，你会惊讶地发现自己不再有几分钟前的渴望感——你会真的觉得满足。一旦你了解并习惯大脑需要时间来对摄入食物进行反馈，那么你就不再需要计时器。你轻易就能抵抗假想和冲动饥饿，从而轻松地等待满足感出现。

4. 保证充足的水分。 全天及餐前喝水能有助人体消化，让人饱腹感更足的同时还能促进脂肪的燃烧。有调查认为，每餐前喝1至2杯水有助于减肥。如果你平时不好好喝水，那这是非常有效的。在减肥过程中，身体会燃烧以前储藏的脂肪，同时也分泌各种各样的污染物。如果你摄入足够的水分，那么那些导致身体出现炎症的污染物就会很容易地被排出体外。

应该喝多少水?

人体一天需要喝多少水才能保证体内水分充足呢? 正常情况下一天饮水量应在 2000ml 左右。

但该计算并未将个人的特殊情况考虑在内，比如运动过量、所处地理气候、是否怀孕，等等。所以该方法仅作为出发点，具体要根据各人尿液颜色来判断是否需要稍微调整摄入量。如果你体内水分充足，你的尿液应该是无色无杂质的，如果金黄或深黄色，那说明你需要补充水分。

时刻记住，日常水分的定量供应不该由果汁、苏打水以及任何其他含人工甜味剂饮料所代替。人工甜味剂被证明会提高人的胃口，增强对糖的渴望，导致体重再增加。

5. 少喝酒。 你可能已经知道，酒会增加体内的热量、减弱自律机制并刺激饥饿。但你知道吗，有研究持续指出，酒精会在伤害身体的同时，还会扭曲大脑对饥饿和饱足的意识辨别。有人一边努力减肥，控制食量，一边又会喝一两杯白酒，并心想：
"噢，明天又是新的一天。我要吃Q弹饱满的肉丸和意式宽面
条。"这样的情况并不罕见。调查表明，餐前或餐中喝酒都会导
致人体抑制作用降低，意志力下降。

> **自我训练小贴士**
> 与其餐前、餐中喝酒，不如将其视作餐后甜点，等你有饱
> 腹感后便不需要它了。

　　6. 不断挑战自己的观念和判断力。 看食物的照片或是光闻
闻味道都会给大脑带来催眠和化学作用。比如，当你吃自助餐
的时候会发生什么？你肯定端着一盘满满的食物回到座位，而
且那些食物是你平时不会在菜单上点的。为什么会这样呢？正
如我妈说的一样，是因为"我们总是眼睛比肚子大"！那种"我
就尝一下这个，还有这个"的想法是你一定得去挑战的诡计。底
线是当你允许自己随心所欲地进食——无论是在自助餐挑选食
物，还是看麦当劳的宣传菜单，抑或是看着冰箱内的食物，你问自
己"我想吃点什么"的时候，你一定不能相信自己的判断和想法。

　　这些挑战人的判断和观点的想法都是类似的陷阱，你我都
沦为猎物。例如，千万不要拿着一袋子的快餐，因为你总会把
食物吃光，然后拿着空袋子嚎叫："天啊，我不敢相信我吃了这
整整一袋子啊！"因此，如果你很容易对自己吃多少产生错误判
断，那试试使用小点的盘子——或者更好的办法是，不要第一
时间就把你的盘子塞得满满的（或者如果你喜欢的话，可以给自

己的餐盘留出一个位置放健康低热量的蔬菜或水果），也可以考虑告诉服务员你不要面包篮。盯着一条温热的意式面包，你觉得自己多久会被诱惑得想假想品尝？即使你能完全控制自己的判断，但没必要证明自己有多么自律，也没必要内心挣扎。在家的时候，吃饭的时候要关掉电视，保证一会儿不看。记住，在重新养成习惯的过程中，认识到你的判断和观点并不总是值得信任的，这是十分简单又机智的做法。

7. **减少压力**。虽然前几章专门处理与减压相关的问题，不过现在我们知道压力是有害的，它对人的大脑和饮食均有极大影响。回忆一下，例如我们在本章前面部分讲的神经肽 Y，它能控制人体对碳水化合物渴望的开关。此外，当人压力大的时候，下丘脑会给身体发出预警，通过神经和激素信号的组合，刺激位于肾脏中的肾上腺释放更多激素，包括肾上腺素和皮质醇。肾上腺素最初会降低食欲（因为人体本身可以战斗），但之后（即当你的身体试图从压力大的状态恢复时）皮质醇会让你在相当一段时间内感觉渴求食物。

8. **避免不切实际的期待**。正如本章前面所讨论的，如果你大大减少热量的摄入或决定继续节食，你的身体便会适时以饥饿模式给出反应。身体的新陈代谢减慢，并开始通过燃烧肌肉来保护脂肪的储藏，而不是通过燃烧储藏的脂肪提供能量。这种消耗导致新陈代谢更慢，进一步导致无精打采和嗜睡现象，从而使你并不需要多少热量就能维持。值得再次强调的是：极端且快速的减肥会导致胆结石、脱水、月经不调、肌肉锐减、脱发、皮肤松弛以及灾难性心律失常等。

耐心减肥是有一定难度的，尤其是对于那些就想在婚礼上或是暑假里美美的人，但要记住，适度的自我期待是终生掌控体重的关键。急躁、悲观以及因不切实际的期待所带来的绝望会最快地摧毁你努力的成果。

9.养成吃早餐的习惯。 睡觉，起床，然后（想到自己将储存热量）便不吃早餐。没什么大不了，是吧？错！到吃午餐时你将近15个小时未进食，而身体的葡萄糖需要补充。我们聪明的大脑会告诉身体什么？"我能量不足了，得节约能量。"身体如何节约能量呢？通过减缓新陈代谢，几乎不燃烧热量。研究表明保持一年多减肥计划的人，78%是将早餐纳入饮食计划的，同时90%的人一周至少吃五次早餐。不吃早餐会导致晚间饥饿、暴饮暴食以及无精打采，甚至会使体内胰岛素增多，导致脂肪蓄积和体重增加。

10.早点吃饭。 重要的不仅是吃什么，而且还有进食的时间。除非你是要增重的相扑摔跤手，不然你一天的主食最好是越早吃越好。尽管没有一个约定俗成的进食时间，不过有最新研究表明，在下午三点前吃晚餐的人比那些吃得更晚的人要瘦得多。记住，根据进食时间的不同，身体对食物的消化也不同。在下午三点后吃饭会暗示你身体以脂肪的形式存储能量。这仿佛是我们的生物钟以一种方式演变，创造出深夜对甜蜜、淀粉和咸的渴望。对于我们祖先而言，考虑到新的一天会带来不可逃避的生存需求，所以晚间存储脂肪是件好事。

4

将体重与冲动、渴望相联系

吃意式食物的烦恼，便是五六天后你会再次陷入饥饿。

——乔治·米勒（George Miller）

当谈到破坏性饮食，重要的是要知道一切并不是发生在真空中。有意识和无意识的影响总是在起作用。这些影响因素是我们在第1章讨论的三个敌人：不利环境、有害情绪和不良习惯。其中之一或是三者都足够破坏最好的出发意图。毫无疑问，除非你能够评估它们在任何时刻给你带来的负面影响，不然你将受到冲动和渴望的支配。一旦你明白这些敌人如何操纵你，你便会在最佳的位置抵抗它们并成功熬过来。拒绝破坏性欲望的能力，不仅仅是自律能力，更是机智和聪明的体现。

大多数对身体具有破坏性的饮食习惯和模式，通常伴随有自身意识。然而，要继续重复的是，因为这些习惯和模式变得更具反射性，人的思维意识几乎不再与它们相关。结果便导致无意义的进食或吃零食，看电视时吃饭，不彻底咀嚼食物，等等。

情感和情境模式也会变得像任何行为习惯一样，成为条件反射。例如，你可能习惯了感到压力、焦虑和沮丧时到处找食物来安慰自己。十分重要的一点是，要明白三个敌人——不利环境、有害情绪和不良习惯在它们变成条件反射后，即在我们无意识状态影响我们时，这变得很危险。此时到达条件反射的层次，是食物在掌控一切——而不是你。

了解和理解这三个敌人如何影响你，这是一个可以帮助你坚定决心的基本预防工具。你不知道你的饮食带来的侧面影响这一事实，并不意味着你不能意识到。通过下列将提到的自我训练方法，刚才的无意识条件反射习惯会变得被人意识到。一旦你意识到，你会更不可能对无意义饮食、反射性饮食以及暴饮暴食视而不见。之后，在你学习自我交流的三个步骤时，将会运用完整有序的工具，使你能够增强必要的自律肌肉，从而抵抗任何诱惑、冲动或强迫性进食。你会说不——而且是认真的。这样的话，你就切换到了高速挡，行驶在努力重新养成习惯的路上。

建立敌人清单

在任何既定情况下，当你发现自己的意图遭到破坏时，你就会知道这个方法十分有用，如果不是自发的，那么请在你的意图彻底崩溃前看看我所列的"敌人清单"。随后的清单旨在帮你在破坏性饮食带来伤害前建立好较完整的脉络。尽管你可以在大脑里过一遍该清单，不过为了达到最佳效果，对于下面敌人清单上的三个问题，我强烈建议你尽可能地养成将自己的回答写下来的习惯。花时间做这件事不仅会打断你当时的冲动欲望，而且你会发现，定期回顾你的回答会揭示一些你可能未曾留意过的固定模式和主题。不要犯错：谈到如何从破坏性饮食中解放出来时，知识就是力量。

> **自我训练小贴士**
> 　对于可能需要花在自我训练上的时间和精力，如果你觉得不知所措，那么可以坚持写日记，并做本书中提到的其他活动。要记住，这些任务在你重新养成习惯之前是必需的，但在那之后便是多余的。

回忆孙子的告诫："知己知彼，百战不殆。"这就是说要对你的敌人了如指掌。敌人清单应该包括下列内容：

不利环境　问问自己：此时此刻影响我生活的情况有哪些？比如：工作压力、人际关系问题、财务状况。

有害情绪　问问自己：此时此刻我感觉如何？比如：是焦虑担忧、悲伤沮丧还是失控空虚？

不良习惯　问问自己：此时此刻我意识到的习惯有哪些？比如：是"沮丧时偏爱甜食""喝酒后总会暴饮暴食"，还是"边看电视边无所忌惮地吃东西"。

尽管浏览敌人清单需要不到一分钟的时间，但你可能会发现自己在准备进食时掩盖这些任务。你要知道，你有无数种方法破坏你的意志，包括想要最小化这个简单训练，不要允许这种情况发生。

真实生活中的自我训练：设定界限

在第2章中我们提到的卡伦的故事并简要提及两个关键概念——矛盾和倾斜点，那让我们继续来谈谈卡伦，看看她是如何在矛盾和关键时刻两个概念的辅助下运用敌人清单的。卡伦的经历表明，高度的自我意识来自对意识训练所作的努力。你会明白，自我意识会鼓舞你打一场好仗。即使有意识的自我意识也许不足以阻止斗争，但在"我应该"还是"不应该"这样的矛盾纠结点上，意识会给你一个界限。因此，你需要的，首先要做的就是为接近成功而先设定界限。

从卡伦的解脱中学习

我们之前提到卡伦接受治疗就未继续讲述下去。其实在她决定寻求帮助后的几周，我们的焦点是放在她的焦虑和抑郁情绪上，可能和你想的一样，这些情绪与她破坏性饮食习惯紧密相关。为了更好地了解给卡伦带来创伤的人际关系和她与食物之间的战斗，我们来看看那些形成她性格的历史因素。

承认历史　卡伦的父亲是一名军官，曾驻扎在全球各地。她上高中前就已经搬过七次家。由于童年时期总是在一个地方稍作停留，导致她养成极度内向的性格，无法维持一段长久的友谊。因为她常常是自己一个人，也总觉得自己是"新来的孩子"，所以她回忆那时候总希望自己像其他的孩子一样。

在卡伦14岁的时候，她的父亲退役了。进入高中阶段，她觉得自己终于有机会适应环境，拥有稳定和正常的生活。不幸的是，由于之前没有锻炼任何的社交技能或是持久的正面经验，她早期的尝试时间总是很短，导致她充满困惑和轻度抑郁。如后期证明的一样，在她人生的低潮时期，便表现出了生活不幸。因为没有任何其他可行的方式，所以她觉得如果自己减肥成功，就一定会更具吸引力，更受欢迎。

对于卡伦而言，减肥开始成为一种控制形式。与沉溺在常有的无力感截然相反，减肥是强有力的。通过观察自己吃的东西以及感觉自己身体"变好"，卡伦觉得是自己在控制自己的生活，而不是被环境牵着鼻子走。她终于开始取得进展。在她减肥时，她开始觉得有安全感和自信心，毫无疑问，那些对她感兴趣的同学也对她表现出了赞赏。卡伦狂热地花大量精力在看减肥书和节食上面。尽管她没有刻意去做，但她其实已经说服了自己，如果不继续保持好的体态，那么她将会失去自己近来得到的所有东西。

只是机械地依赖节食、锻炼和减肥产品，通常我们就可以极力控制住体重。这似乎言之有理，但是没有自我意识的坚实基础和充足自律的肌肉来支撑我们的努力，轻微的违规都会导致努力的崩塌，就像无根基的纸片房子般脆弱。最终，未曾发生改变的大脑会趁机回归具有破坏性的老习惯。卡伦就是这样，所以后来她的体重开始摇摆不定。

培养批判意识 高中毕业后卡伦就嫁给了泰德，泰德是附近镇上的一名物理教师。起初一切顺利，卡伦生活安稳，几乎没有觉得以前脆弱的社交关系会给生活带来任何威胁。尽管她的体重接连产生波动，泰德似乎依旧支持和爱护她，不过可能你可以想象，要让卡伦完全信任这段感情，是一个巨大的挑战。一旦她没法在这段关系中获得相应的安全感，她就注意到，自己对从高中时期就在意的体重问题的重视程度开始有所减退。28岁时，卡伦怀孕了。怀孕是没什么，但是她顺其自然、漫不经心地接受自己怀孕期间体重上升这件事情，倒是很出乎人意料。毕竟，卡伦自己说的："我应该要增重。"

在她儿子出生四年后，离婚的卡伦与父母同住，并决定入读当地一所大学。从所有的意向和目的来看，她似乎更成熟，更有安全感，并更能轻松地与自己相处，这也是她震惊自己为什么开学后好几周感到焦虑和抑郁的原因。我将处理这里提到的焦虑和抑郁相关的自我训练方法放在第11章讲，它会具体解决饮食和情绪波动相关的问题。现在，我们来看看，对于卡伦而言，冲动所带来的表面压倒性力量是如何轻易将其理性意图一扫而空的。

考虑到卡伦易受不理智进食折磨，我毫不犹豫地认为，她需要在食用任何有害身体的食物以及暴饮暴食带来漩涡般影响之前，锻炼自己的批判意识。如果卡伦能更理性地提高自我意识，我认为就像能够阻止未开出站台的失控列车一般，她有机会战胜自己深夜暴饮暴食的习惯。

卡伦自高中以来就有写日记的习惯,后来她采纳我的建议买了新日记本来记录任何与导致有害饮食习惯相关的敌意思维(也记录一些非敌意思维和观察)。

在第5章中,你将学习如何设置并使用日记来深层反馈你的斗争。现在,你要记住,破坏性饮食并不是凭空产生的。为了强硬对抗你的冲动和渴望,你必须锻炼批判意识,判断出破坏性饮食固有的细微差别。这个过程中,首先你要仔细考量并审视你的敌人以及曾塑造你和你与食物关系的历史影响和经验。

注意临界点 术语"临界点"用于流行病学领域,指传染病不受控制的时刻。我们则是用临界点来代表任意心理斗争中的关键点,该关键点会导致不可逆转的决定或行为。这个关键点要么是抵制破坏性饮食,要么是继续进食。在你达到这个临界点之前所做的挣扎,便最终决定你倾向于哪一边。我想让卡伦不仅仅鉴别出自己的敌人,还要意识到自己在达到临界点之前的挣扎所带来的影响。

至今,卡伦只是短暂地意识到自己的挣扎。正如她所说:"当我关注食物时,我努力不去在意或思考。"我指出,她允许了不理智(可通过边吃边看电视以及边吃饭边喝酒得以缓解)变成她进食仪式的一部分。坚持不懈地了解自己的敌人——不利环境、有害情绪以及不良习惯——她会更加意识到它们所带来的消极以及不利影响。

在任何矛盾中,都有"我应该还是不应该"的斗争,而欲望会扭曲思想。先前十分钟以健康为目的的意图会轻易被具有破坏性的想法、习惯以及冲动所掩盖。当扭曲消极的习惯性思想试图主导时，自我意识是你唯一的盟友。当你投降于这些消极思想，把自己交给欲望主导的扭曲思维，比如把感觉当成事实（"我不得不吃那份甜品！"），那你则处在极危险的地带。你越强化自己的意识，就越有机会越过冲动的雷区。你越明白自己心理防线的脆弱性（由你的敌人清单所评估），就会变得越能抵抗欺骗所带来的巨大伤害。即使简单意识到后期影响并不一定会改变破坏性饮食习惯，但毫无疑问，增强意识将大大改变你在达到临界点之前斗争的无意识性，并且大可放心，意识会伴随着你的选择。

正如我向卡伦解释的，与冲动和欲望斗争的并非她一人。有些人纠结和挣扎几秒钟，而有些人却与诱惑纠缠数小时依旧深陷泥沼。有些人会习惯性地将冲突抛在一边，比如像卡伦，随之产生一种分离状态的无心无力。面对冲突时，吃巧克力时（该不该吃？）保持理智会产生心理冲突，而失去理智则没有冲突，反倒让你沉沦于安逸——至少在你吞下去之前。无论你挣扎了几秒钟还是几小时，你摇摆不定的想法最终作出哪个选择都归结于那一个临界点。

> **自我训练小贴士**
> 你对食物的无能为力是在你偏向破坏性冲动的那一刻——而不是在那之前。

当我向卡伦解释矛盾时，我们谈到了肩膀上一边站着恶魔，另一边站着天使的老动画片。她一下子就明白了，"噢对！我知道那种感觉。是的，我有时候试着告诉自己远离暴饮暴食。那简直是一场战斗——自己打自己！这大概就是我尽量不去想它的原因吧。"我给卡伦建议，只要她通过敌人清单提高了自己的整体意识，那就应该试着观察在实际斗争中她的心里发生了什么。

为什么这样做十分重要？因为在她达到临界点之前，她依旧有选择——有说"不"的选择。我想让她知道，她的战斗并没有结束——在她投降或战胜破坏性冲动之前并未结束。即使在自我训练的初期，我非常想让卡伦去寻找存在于天使—恶魔之战的矛盾中的那一扇机遇之窗，可以帮助她明白，无力感是可以战胜的。

如今卡伦明白了自己的任务，我要她去收集自己（至今）非纯粹意识和反思模式的信息。我让她在每次吃完饭后（感觉好些或是更糟），探究自己的深层想法并记录在日记中。此时卡伦治疗的首要目标并非她饮食的成功或失败，而是意识到在她达到临界点前，她并不是无能为力的。当然，当她面对一顿食物时，她可能会害怕和纠结自己能否维持健康意图。但是并不是在她偏向一个方向而减少冲突，导致自己确实无力抵抗之前。

当你陷入强烈冲动的阴霾时，不需要别人告诉你向冲动和欲望投降是多么容易。因为如果常锻炼，你便会很懂这种感觉。那便是你的大脑如何阻止你想多在跑步机上跑五分钟，或是完成最后几个仰卧起坐的。如果你已经走过了这些矛盾情绪，你就知道，不屈服（听从）于你心里叫自己放弃的声音，竟是这般重要。而今，你得简单意识到不管自己在想什么，在咬下第一口食物之前，依旧有机会让自己硬着头皮上，并意识到一个简单的真理：该结束的时候自然会结束。

心理战的负面力量

在减肥和终生控制体重的过程中，非常重要的一步是要提升批判性警醒意识，知道自己在心理战中是如何向典型具有破化性和反射性想法妥协的。心理战最好的定义就是在一个棋盘上自己与自己对抗。无论出于何种理由，如果你想红色棋子赢，你就会布局使得黑色棋子必败。你的红棋赢了，但是你真的赢了吗？——或者说你只是自欺欺人？

无论你是直接在"应该还是不应该"中自我搏斗，对食物的欲望占据大脑，还是更为微妙地，就想着类似于"今晚我吃点什么"，或是"我就去商店买点牛奶而已"——对你而言，意识到自己是如何自欺欺人是十分重要的。找借口将其合理化或其他自我欺骗的方式都会变成"一而再，再而三"的模式。与这样模式老死不相往来的最好方法，就是回过头看看自己当时是如何自欺欺人的。这种回顾，特别是将其记录下来，将会给你坚实的基础去认识真相。探讨心理战让我想起已故喜剧大师乔治·卡林（George Garlin）的一句话："如果一个人努力要搞砸一件事情，结果做到了，那他是成功了还是失败了？"在心理战术中，失败中孕育着成功。

庆祝突破时刻　一周后，卡伦面带笑容来到我的办公室，迫不及待地要和我分享她在读自己下面这段日记时的发现：

前几天我做了一碗全麦的意大利面。一整天我都小心进食，感觉很满意。我已经下定决心要理性和自律。在等烧开水时，我就在日记本上列出自己的敌人清单。至于我的不利情况，便是和妈妈吵了一架。我觉得心里有压力，情绪有点激动。而习惯方面，我知道不好，但我还是想吃饭的时候喝一两杯酒。自己一个人的时候，我开始对妈妈觉得很内疚。天哪，我也知道自己会在电视机面前吃饭，我要做的便是逃离这个环境。

你会想，在我记录下令人担忧的敌人信息后，肯定会更加警惕即将发生的心理混战。我就只告诉自己一件事：只吃这碗意面的合理的分量，剩下的放在冰箱里。多么好的意图，是吧？（或者更准确地，想到敌人信息，心理之战打响。）

可是在我吃完定量的最后一口面时，我眼睁睁看着自己的叉子伸向碗里的食物——就像是另外一个人在这样做一样——但我控制住了自己。那一刻，我其实并没有在思考。我是被电视节目吸引住了，但是我记得我要把注意力集中在当时大脑进行的斗争中。这是比较简单的一步。接下来的部分才是我真正想要的——再来一份意大利面！这实在是太合口味了，我也开始觉得压力变小了。

毫无疑问我能吃完一整碗面，而且如果我们没有讨论过这个问题的话，我确实会吃完它。我知道自己的想法被坏情绪左右，不安的内疚感又久久徘徊在心里，但我要说的是，意识到这一切真的非常有益。一旦我打破食物—葡萄酒—电视这三重魔咒，我开始去想我的大脑里究竟发生些什么。我确实可以回过头去仔细审视自己再来一盘的冲动。我发现这就是那个陈旧又熟悉的模式。告诉你，尽管我非常清楚自己的意图，我的胃（我仍然混乱的大脑）依旧坚持，我还没吃饱！我还想吃！我不管！

我知道自己不得不采取行动。之后我突然想道：我还没有达到临界点！这极大出乎我的意料，但我隐约感觉自己还有机会打败冲动！我发现自己呆呆地坐着，等着……等着自己作决定！从我过去的饮食习惯中我知道，改变习惯有多么重要——站起来，去喝杯水……我知道必须得作个决定，而且得尽快！要么继续吃喝，要么起身离开餐桌。说实话，我并不开心，可是不知怎么，我竟然站起来了，呆呆站在那里！

我觉得从餐桌上站起来会让我达到临界点。我站在那里，看着碗里的食物，时间仿佛静止了，我的大脑里正在进行一场激烈的战斗。我觉得真的不太舒服。我站在那里，低头盯着空盘子，恨你让我开始这一切。说"管他的"，坐回座位并再来一口意面，这太容易了。我就站在允许自己继续吃的边缘……我想之后再处理负面影响。在这一场激战中，我意识到如果自己站在那里什么也不做，那么我可能会投降——我会坐回去并继续吃。

你说过，临界点是心理矛盾停止的地方。我站在那里和自己博弈的事实清楚地表明，我并未达到自己的临界点。我想从餐桌上站起来表明我不吃的决定，但事实上我还在翻越临界点的栅栏。之后我脑中某个东西突然咯嗒一下，我吃饱了！那时我真的决定不吃了。莫名其妙地我就觉得自己吃饱了。一点争论也没有，一点挣扎也没有，就这样了！我去厨房找了个碗将剩下的面放好，感觉到自己神经松弛，冷静。我没有再挣扎，而且感觉好极了。赢了！这才是我真正的临界点。

我去厨房洗碗，不可思议的是：出乎我意料，我竟不再觉得饿了！这太让我震惊了。几分钟之前，我在快要吃第二份食物时，我是真的觉得自己十分饥饿！而现在，我觉得……非常满足！实际上我并没有期待自己不饿。我只是对自己要去解决没吃饱的胃和持久的渴望的想法感到可笑。不要误会我，我还是很享受再来一份。我并没自己想的那么饱。我只是觉得……不饿！这一刻，我知道不仅仅是想法会被欲望扭曲，身体也会——我的身体觉得它是饿的！

忙完厨房的事，我坐下来喝了杯柠檬水（而不是葡萄酒），一直陶醉在自己的新见解中。我竟然能鉴别冲动这么具有欺骗性，太不可思议了！我知道这听起来有点夸张，但在我从餐桌起身的那一刻，我真的觉得就像失去了自己最好的朋友一般。我记得那会儿在想："我为什么要这么折磨自己？"

接下来的日子里，我一直重复训练自己。我把这称为"厘清桌面，厘清大脑！"每次我都会发现相同的一件事：感觉饥饿和毫无饱腹感是极具欺骗性的——这都是大脑胡想的，正如你一直以来跟我说的一样，我总急于让大脑和胃串通一气。我已经对临界点的判断有了一定的进步。如今我能做到停止假想，立马站起来。这一动作就像一个触发器，让我立刻离开餐桌。如今，我发现自己很坚决地作决定时，就是真的下定了决心。结束就是结束！

自我训练小贴士
回忆第 3 章中讨论过的，从胃到大脑需要间隔时间：学着慢慢地进食，在达到规定的秒数前，喝点水，洗洗碗或是打个电话。这都会有助于与大脑在规定时间内进行有效沟通并得以反馈。

你可以从卡伦的经历中知道人的想法是如何变得扭曲的。当卡伦第一次站起来看着自己空空如也的盘子时，你认为那就是她的临界点。而后来她却发现自己依旧深陷矛盾的泥沼中——她并没有真正下定停止进食的决心。虽然那一刻没有下定，不过至少她并未完全丧失理智。

远不止那样，她还意识到自己生理与心理的挣扎并深陷其中无法自拔。该意识引导着她的行为和最终决心的形成。这对大多数暴饮暴食之人来说一样，卡伦最主要的启示源自她意识到饱腹感并不是关乎胃，而是关乎脑这一事实。所以感觉并不一定是事实。

自我训练小贴士

当你作好抉择，而心理矛盾停止之时，你就知道自己已经达到临界点了。而如果还在进行心理挣扎，那就说明你并未达到临界点。

提升心理韧性　卡伦最初站了起来，尽管这一决心并没让她停止挣扎，但却给了她一个机会从矛盾不已向头脑清晰转变。从冲动中解放的第一步，就是让你远离让心理发生严重扭曲的时刻并站在稍微客观的角度看待问题。如果没有足够的自我意识，那么你便真正地被习惯性饮食和难以抗拒的冲动所支配。卡伦明白自己当时感觉还能再吃点儿（胃和脑之间的时间差是一种饥饿错觉），但由于她的自我意识，便能洞察到自己真实的意图并控制饮食。

在讲述完这一插曲后，卡伦继续在日记里加了一些十分有价值的信息。为让改变习惯的成长清单更具合理性，她要确保记下了自己走向理性化（比如欲望，"就再吃一盘吧"）的趋势。她也写下了一个让自己欣喜的事实，那便是她认为极度饥饿，就像是肠胃给大脑打了一个漫长的长途电话一般。卡伦对自己的成功很是自豪，这也是理所应当的。她在下意识的进食中发现了一种新力量：心理韧性。这确实算是应对冲动的突破性进展。

你将在第6章中了解到心理韧性不是与生俱来的，而是在某个时刻的某顿饭上获得的。记住，无论每一次的成功和顿悟看起来是多么微不足道，它们都会对你正在重组的饮食习惯起到蓄积作用。只要有耐心，这些小小的成功和顿悟最终都会带领你走向终生掌控体重之路。我已经见证过这样的事情发生过太多次了。

锻炼自律肌肉

你需要通过增强对自己的敌人、矛盾心理以及临界点的认识，将自己放在一个占主导权的主动（而非被动）地位。在你每次面对诱惑所进行的心理斗争中，都会有临界点时刻，这一时刻正是你作决定的时刻。但如果在你到达临界点的短暂时刻中，你并没有足够的自我意识，那么冲动还是会是主导者。为什么？这就与自律肌肉相关。

将你的冲动和自律能力都视为肌肉。如果你像大多数总是与减肥和维持体重作斗争的人一样，那么你以往已经训练太多次你的冲动肌肉了，因为每次你迁就自己的冲动和渴望都是在增强冲动肌肉。但同样值得注意的是，你冲动肌肉能力的增强是以牺牲你自律能力为代价的。因此你的自律肌肉是在萎缩的。

在你面对自己的欲望时，你的过分发达的冲动肌肉轻易就会吞噬你，这也就是为什么你一定要在早期控制好冲动的势头和能力。如何控制好呢？像卡伦一样，从打破单一思维、养成等式思维开始做起。通过累积每一次小小的成功，从中学习如何坚持自己的意志，从而增强自律肌肉。最终在你韧性增强的过程中，你的力量转换会趋于平衡，到那时候，你曾经的痛苦挣扎和不懈努力都会变得轻而易举。

> **自我训练小贴士**
> 破坏性饮食与心理冲动是携手并进的。这是一种吃在当下，忧在未来的心理。冲动会在你对反射性行为意识不足的黑影中变得强大。而当你抵抗冲动的意识增强时，冲动的力量便会减弱。

对于现在而言，即便只是在初步的自我训练时期，但如果你想稍微有所进步，那么付出努力增强自我意识是既严肃又至关重要的。你在帮助自己战胜所有由冲动带来的扭曲思维的行为中，建立敌人清单只是一个开始。敏锐地感知到接近临界点会帮助你在关键时刻一清二楚，就像是在射击的关键时刻看清靶心一样。卡伦发现自己站起来的那一刻——"厘清桌面，厘清大脑！"——是处在边缘地带的，因为那一刻你也许会发现，无论是放下手中的刀叉去喝完一杯水，还是吃完桌上这盘菜，都是一个临界的时刻——"我搞定了！"

5

记录食物日记
的好处

蔬菜在减肥塑身中必不可少。我建议食用胡萝卜蛋糕，粗粮面包和南瓜派。

——吉姆·戴维斯（Jim Davis）

如果我告诉你今天开始着手做一件事情就有可能让你的减肥达到双倍效果，你会去做吗？我希望如此。据《美国医学预防杂志》的一篇研究表明，在1 685名中年男女中，坚持记录自己日常食物的人的减重效果是不记录日常食物的人的两倍。接二连三的研究都证明了自我管理（即坚持食物日记）与减重之间的关联性。因此，坚持写日记又何妨呢？对于减肥新人，最好的方法便是：

• 个人应知晓并对所食用之物负责
• 深谙自己为何进食的情感诉求
• 评估伤害自己的饮食冲动成瘾模式
• 激励自己坚持不懈地努力

无论你的情况有多特殊——不论是饮食无度，还是只是想简单地减个肥——都可花点时间坚持记录日常饮食，以此来强化你的意识，因为自我意识在这场战斗中占据一半地位，甚至更多。毫无自我意识地活着就像夜晚开车时没有打开前灯。从技术上而言，这辆车依旧可以前行，但最后可能会撞车。意识足够清醒的话，无论是面对敌人还是自身消极的条件反射，甚至战斗中出现的任何思维博弈，你都会清晰地向其阐明自己的立场，从而避免冲动饮食与身体之间的冲突。底线：一本日记增加你瘦身成功并远离赘肉的可能性。

　　我已经听见你的抗议了。可能出于各种原因，你并不赞同记录饮食习惯这一做法（"我的任务并不是写日记"）。但这只是因为它并非你当前的本意，而不意味着它不会变成你的意愿。你有能力培养新习惯。我在戒烟后的第二天便开始练习慢跑。第一天我只能跑新泽西两根电线杆之间的距离（大约50米）。我讨厌慢跑，实在太难了。我并不相信自己能坚持这项健康而全新的常规训练习惯。但在一周里，我在两根杆之间慢跑，然后变成三根，最后更多。自1977年起，我便养成了一周六天跑步的习惯。我说不出我有多么感激当时的自己，在开始跑步的第一天没有告诉自己："我不愿意慢跑。"

　　我们作个约定吧。我的唯一要求是你在决定写日记之前得阅读本章，同意吗？

日记：自我训练法的关联性

时间快进到我已经跑步四十年的时候，我来说说另外一个与跑步有关的故事：在我开始准备纽约市的马拉松比赛时，5英里的路程对我而言都是折磨。在我进步到能跑越来越长的距离时（15或是20英里），我愈发期待可以轻松完成四五英里的"悠闲"日子。因为，一旦我轻松跑完5英里，我总会强迫自己停下来。

在你进步时，你会发现我们之前提到的自律肌肉变得愈发有耐力和适应力。那些你曾无法抑制的欲望，此时无须你的深思熟虑或是犹豫不决将会消失得无影无踪。训练自律能力，就像练习马拉松26.2英里的距离，都并非一蹴而就之事，而是久而久之训练而成的。

我做自己的马拉松训练的教练时，十分依赖我的跑步日志。比方说，日志反映了距离、时间、天气、身体状况甚至情绪等，无一不是训练的关键点。当你做自己减肥的教练时，你训练的核心应该由自我对话技巧与坚持记录减肥要点的训练日记互相配合而成，自我对话技巧我在第1章中曾提过，后面我将深入介绍。自我对话的方法能给予你力量控制住大脑中由于渴求或欲望所带来的洪水猛兽。这个方法会变成你训练的技巧，让你无需丈量毫厘地走向前进之路，轻松达到终生掌控体重的目标。

那在我们具体谈到自我对话的方法之前，先来说说坚持日记的具体要素吧，这也是本章剩下要谈的全部内容。

坚持日记的十大原因

不论你是不是愿意坚持日记，我都建议你仔细地阅读下列内容。最终你可能会惊讶地问自己："这不写日记的损失我可怎么负担得了啊？"

1. **会对自己的行为负责。**也许写日记最重要的原因是日记带来的责任感。你可能已经听过这样的表达——"地狱之路是由善意铺就的。"然而当我们说到减肥这一好的出发点时，这是一条康庄大道，而非一条抵达地狱的乡间小路。毫无疑问，我们倾向于将自身罪过最小化，从而让我们的不足之处更容易被人接受。我们告诉自己："我没有在想自己吃了什么，而是在想应该没有吃太多。"我记得我妻子曾经说，这世上最简单的事是伸手借钱，最难的事却是还钱。这和减肥是一个道理。一个人可以轻而易举地说会注意自己的饮食，但落实到行动上就是另一回事了。我们谈的是责任，你得担起责任将自己的行为与意图保持一致。

2. **能建立情感联系。**日记可以帮助你在情绪和饮食之间建立联系。其实在看日记时当个马后炮未尝不是好事。只要你不再困于压力、焦虑或是情绪低落的沼泽中，便会更容易看清你的情绪和敌人在你濒临崩溃时究竟谁占上风。你就能开始理解和判断那些让人感觉良好的食物对于作决定有何种疗效（或者缺乏它们又会怎么样）。

3. **可以掌握自己的进展。**日记可以让你追踪自己进步的足迹。

没有什么比亲眼见证进步更能刺激你的动力。这可能包括你简单地注意到体重的减少，想起拒绝过的甜点，或是开始明白你得到的一些深刻见解。将这个方法落实下来可以帮助你认识到自己的进步，从而保证你有源源不断的信心勇往直前。

4. **会评估自己对某种食物产生的上瘾或冲动意向**。日记可以优化你的生活模式，不然你可能会陷入否认事实的迷雾中。你会发现，某种你最钟爱的食物总是不断地出现在你的日记中。当你将自己那坚不可摧的欲望记录下来时，便开始充分领会到某些食物对你的控制作用了。

5. **清楚任何带破坏性的行为模式**。日记会让你清楚看到自己平时可能毫不在意但却带有破坏性的生活模式。也许你正边看电视边疯狂地进食，或是深更半夜还在吃零食，又或是无聊时就白白让时间流逝。如果你不想掉入条件反射性进食的陷阱，那么慢慢了解你自己的模式至关重要。

6. **能强化自身意识**。日记是可以帮你增强决心，明确目的。除非你能持续为自己的干劲添火加柴，否则很容易注意力不集中，忘记自己的初衷。当你浏览自己的笔记，尤其是看到自己对于终生掌控体重该怎么做和为什么要做的决心时，你会给自己加油鼓气。你在减肥之路上所遇的高低坎坷都需要你干劲十足，这点是毋庸置疑的。

7. **会看重取得的成功**。日记可以让你集中注意你取得的成功。我们来谈谈动力和鼓气加油：当谈到你给自己增加动力，就像注射一剂维生素 B-12似的，你可以记录下自己成功的历史时刻，比方说写下一个大大的"成功"！所有的努力终将收获回报，重视那些成功的小事，无论是多么不起眼的成功，都会成为你未来不断前行之路的奠基石。

8. **能探知真相**。日记是你在掌控体重过程中所付出努力的私密记录。只有你自己会看它，所以请诚实记录——极度诚实。如果你将消极的内容最小化，积极的内容最大化，那么你是不会成功的。你欺骗的不是他人，而是你自己。在你粉饰太平的日记后其实是真实发生的事。确实，真相（在自我训练下）会让你得到解放。

9. **坚持多运动**。人人都知道运动有助于减肥。你将发现将你的努力变得有迹可循这一行为，会帮你将生活与运动结合起来。无论你是慢跑，做普拉提，还是举重，甚至只是简单用步梯代替电梯都无所谓；你越是强调要努力运动，你身体收到的激励反馈就会越多，从而帮助你坚持到新一轮的常规训练。

10. **变得理智**。最后一点，写日记至关重要的原因就是会让你变得对自己的饮食习惯和模式更加理智。通过鼓励事后诸葛亮的行为，日记可以让你回顾或是远离那些曾让你困惑不已的想法。正如人们所言，后见之明是明察秋毫。你更能敏感地意识到熟悉的陷阱和困难并能协调好一切，同时，真实或虚幻与否都会鼓动你继续努力。

培养饥饿意识

我想深入介绍一下需要你留神的关键部分之一：饥饿意识。尽管这一点对于掌控体重起决定性作用，但很多人并不关注，这也是我在此对它进行深入讨论的原因。

人通过胃的收缩释放饥饿激素，由此向大脑发出饥饿的信号来指示正常健康的进食。更重要的是，这些感觉不受其他强有力的敌人影响。为了达到终生掌控体重的目的，你需要站在绝对中立的位置，识别由你的敌人带来的错误饥饿意识。你必须要学会辨别由缺乏真实性、心理作祟所产生的饥饿感与由你的敌人（不利环境、有害情绪以及不良习惯）带来的饥饿感。更可能的情况是，你已经知道二者的区别，但却没有注意到这些关键线索。这是为什么日记中要记录饥饿意识的数值范围如此重要。设计数值范围（如图5.1）是为了让人能直观看到与消极饮食相关的真正的（身体上的）饥饿与假象的（心理上的）饥饿之间至关重要的不同之处。看到你记录的有差异的数值范围会比你单单去想那些不同点要有效得多。

轻度	1	2	3	4	5	6	7	8	9	10	重度

图 5.1　饥饿意识范围

我们可以将任何与我们出发目的不相符的进食定义为消极饮食，而饥饿意识范围只在这一情况下适用。要开始使用范围值，那么你需要评估自己最初的饥饿经历。比如，你的饥饿感是源自空空如也，咕咕作响的胃呢？还是源自压力大又烦躁的工作，或是源自空虚无聊呢？甚至是不是由于生理饥饿与心理饥饿共同作祟？饥饿范围可以帮你在其中作出决定。

在一次消极进食中，你需要作出两个评定。首先，你必须尽最大努力去评估你进食前生理饥饿（也就是空腹、肚子作响、上次进食时间、血糖低等）的程度。在数值范围中框出能评估此次经历的最佳数字。接着圈出最能代表与你心理欲望相关（也就是舒适度、注意力分散、冲动、习惯、逃离、压力等）的假象饥饿的数字。记住你的回应是主观的，没必要特别准确，所以用不着顾虑太多。简单地将与这两个变量相关的评估绘制成表。看看图5.2的例子：

轻度 ☐1 2 3 4 5 6 7 8 ⑨ 10 重度

图5.2 不良进食：大范围分布

在此情况下，范围分布之广意味着几乎不存在真正的生理饥饿（数字1），反倒是与极度心理饥饿（数字9）相结合。当你用食物来麻痹自我，将自己与紧张的生活压力隔绝开来时，你就会看到这样的分布情况。

我们来比较上述情况与另一微妙情绪——厌烦所主导的情况。厌烦是良性的情绪压力的释放，但对减肥功效而言却是十分不利的。

在图5.3的例子中，轻度的生理饥饿（数字1）加上轻度受压力情绪影响（数字2）。为什么没有真正的饥饿，如此小的情绪压力程度会导致这一情况变成不良进食呢？我们来深入了解一下。

轻度	1	②	3	4	5	6	7	8	9	10	重度

图 5.3　不良进食：小范围分布

比方说我正无聊地坐等我妻子回家，然后开始坐立难安。我可能会不经意就开始吃点小吃打发时间，顺便缓解我慢慢失去的耐性。图5.3说明即使没有真切明显的饥饿，但有一丁点情绪压力比如厌烦等，都可能让人不自觉地以不良进食作为消遣，从中寻求兴奋的舒适感。

由于你饥饿意识的程度只有在不良进食后才能估计，所以在你不断进步时，后期的评估是非常好的学习工具，它能让你清楚自己究竟有多少进食是因为真正饥饿，又有多少进食是因为你认为你自己饥饿。因为造成不良饮食的推动力并非像图5.2那么明显，所以你需要从饥饿范围值上得到视觉反馈，从而帮你认识到那些导致自我放任、违背初衷的微妙情况。从某种意义上来说，你用清楚的视觉反馈把不良进食是什么样子呈现了出来。

将饥饿意识程度值作激发工具

图 5.2 和 5.3 的饥饿意识程度分布情况代表对不良进食的反馈。尽管没必要记录正常进食的饥饿范围值，但你可能想用该数值带来正面激发性反馈。比如说，你可能在工作上情绪很紧张，程度是数值9，而你只有轻度生理饥饿，数值为2，那么此时你便可以选择健康且无害的进食，那就是吃份沙拉或来个苹果。通过视觉反馈，会让你在选择时刻当个好女孩或是好男孩。

无论你的不良进食是否是由你的敌人或是真正的饥饿（热量的极度减少或是漏掉几顿饭导致）诱导情绪波动所引发的，经常使用饥饿意识范围值能让你更好地应付隐藏在自我损害中的骗局。这一认识会鼓励你改变自己的行为，从而学会只在有真正饥饿感觉时才进食。意识会将你解放。

> ### 法式悖论
>
> 法国人似乎总吃被人们归为禁止食用的东西，但不知为何却可以保持苗条。调查这一现象的研究人员将其称为"法式悖论"。法国人是怎么做到的呢？秘诀是他们比其他国家的人更注意内在生理对饥饿的暗示。典型的是美国人的食欲是由外在因素提起的，例如看到杂志或电视上的广告，或是路过烘焙店、快餐店甚至自动贩卖机时闻到食物香味。美国人深受食品业博人眼球的营销手段之害。你的饥饿意识范围值就是用来帮助你像法国人一样，通过与自己的内在需求协调一致后进食，而不是由外界因素主导。

让日记为你所用

写日记的人都知道，记录的过程会给人（有时极其惊人的）深刻见解。在日记本上记录东西并非简单的思考，你会运用到大脑的某一独特部分，尤其是如果你在写的时候试着不去过分地想自己所写的内容，而是挥洒自如。你会讶异自己的日记竟然那么快就揭露了敌人的微妙差别，也会知道心神不定和悲观情绪是如何偷偷混入当前局面的，甚至明白当你对自己深感内疚时是多么小孩子气。你从日记中得到的客观反馈还会起到刺激的作用，让你保持持久的动力。从自己计划中产生对训练自律肌肉有价值的东西，这就是为什么你不要忽视它的原因。

日记是你努力付出的宝贵记录，所以你可能会想买个精致的笔记本来体现这项任务的重要性。比方说一个封面精致而纸料良好的记事本会让这个过程更具吸引力。或者你可能更喜欢在电脑或是平板上写日记。只要你选择的工具可行且便携，任何形式都能起作用。

毫无疑问，将你的努力记录下来会极大提升和增强你努力的动力，但要注意不要将日记视为你每天要花几个小时记录你每个想法、行为甚至犯错行为的家庭作业。你的日记要为你所用，而不是与自己较劲。记住，记录的是质量而非数量。当然你可以记录得详尽冗杂，但如果你时间有限，也可以有选择性地只记录一天中最重要的观察结果。

你可以从今天就开始记日记，越快开始记录越好。随着你不断坚持自我训练的计划，反映你自我对话的情况、心理与行为调整情况、进食前的评估以及总体进步程度的训练条目会愈发熟练。

如果你还是不愿意写日记

尽管我强烈建议你考虑写日记，但也许你并不买账。如果你宁可摒弃这么做的传统形式，那么选择读读下面日记的形式，考虑一下将其作为一般准则来帮你鉴定你每天的心理状况。你可以在每次餐后或是睡觉前进行这项工作，但尽量让其成为你日常自我训练计划中的一部分。问自己几个合适的问题，这是另一种方式确保不让麻烦溜入你的大脑，让你无意识地日复一日犯同样的错误。

推荐内容

下列是我所推荐每天日记中的必要元素。特别是你在与不良进食斗争或是正在不良饮食时,努力记录下尽可能多的数据十分重要。然而正如我之前在本章中提到的,日记必须要为你所用,而非阻碍你。无论你是用我提供给你的格式还是你自己的格式,重要的是这种形式对你起作用。

时间 你可能会回忆起在第3章中我们说到,减肥并不仅仅和吃什么有关,还和你什么时候吃有紧密联系。所以认真记录下你每天进食的时间,包括吃零食的时间(再少的都要记下)。

列出时间的其中一个原因就是可以摸清自己的饮食模式(比方说,你下班回家,血糖可能很低的时候,是不是特别容易受碳水化合物的诱惑?)另外一个原因是通过记录时间来决定你是否想要在饮食方面作出大的改变。人的身体似乎会因为时间不同而消化程度不同,较晚的进食会刺激身体以脂肪的形式储藏能量。这可能就是改变你饮食习惯的原因。

饥饿意识范围值 毫无疑问,识别清楚真正的(生理上)饥饿和假象的(心理上)饥饿对于体重掌控的终极成功起着至关重要的作用。饥饿意识范围值给你直观的视觉效果,从而成为你解决"饥饿混乱"的动力源泉。

你随时可以按自己的需要复印一些范围表,将其记录在日记中(每天都填写清楚)。在坚持一段时间后,你会发现这个过程已经完全融入自己的内心。到这个程度时,你就不再需要这样做了。

不良影响　许多可变因素都会导致不良进食。你越意识到这些影响，就越能进行积极地调整。

日记应该要反映一些数据的细微变化，比如食物分量、进食时间（你是细嚼慢咽还是狼吞虎咽？）、外界干扰（比方说，你是不是边看电视边进食？）、酒精摄入量、社交活动（你是一个人吃还是与他人一同吃？）、谁在准备食物（你是自己做饭还是外出进餐？）等。时常警惕不良饮食模式就已经变成了你的日常生活的一部分。

三大敌人　使用第4章中学到的敌人清单，记下在你进食前和进食中任何明显的不利环境、有害情绪以及不良习惯。当进食与饥饿毫不相干而与你的敌人相关时，这对你集中注意力在所谓的条件反射、盲目进食上有极为重要的作用。你从饥饿意识范围值那里所获得的信息会在日记中这一部分起到帮助作用。

诱发食物　列出诱发食物的清单：你所知的任何给予安慰的食物都是有害食物。以下都是你的食物敌人，包括含高糖或高添加人工调味剂、脂肪、盐、面粉以及小麦的食物，可能还包括大量摄入抚慰心灵的食物、零食以及其他你一直在与之作斗争的食物。

进食会变成无意识行为，尤其是当你拒绝接受现实的时候。记录下来后阅读你的清单能阻止这起无意识事件的发生，特别是某种食物在你的清单上日复一日地出现的时候。如果你有想法有时间，可以更全方位地概括出所有你摄入食物的清单。如果你要这样做，那么做一个双栏清单：健康食物与有害食物。

进食模式　写日记的目标之一就是更深入探究被忽视的自我破坏模式。这是为什么进行饭后评估会起作用的原因。回顾分析如此重要就是因为在你进食后，你会更为客观，被减肥敌人诱惑产生意志扭曲的可能性大大降低。问问你自己：

- 我的理性思维怎么了？
- 我是把自己的初衷完全忘记了还是只是将其搁置一旁？
- 我要如何从抵抗走向停止抵抗（临界值）？这一思考过程都涉及了什么？
- 我是找借口或是将其合理化吗？
- 我意识到自己任何扭曲变形甚至夸张的想法了吗？

次日菜单　只要有可能，尝试计划好自己次日的食物和零食。这是你掌控体重计划中的关键部分。你想得越少自己想吃什么，你就会越安全。一日多餐是走进不良饮食模式的入口。赶走这种想法，以有计划的日程安排取而代之。在饭点前知道自己要吃什么是躲避敌人影响最好的方式之一。

要是你没有时间或是不愿意计划好次日的食物，那么至少在每次进餐前，你都要依据基本要求决定好自己的进食量。换句话说，在你开始进食前，就要完全决定好你要摄入的食物种类以及数量等。

个性化你的减肥日记

上述包含在你日记中的要素类别仅供参考。你要找到合适自己的并坚持下去。记录日记时要自行思考各种各样的不利的阻碍和情绪。

最重要的是日记不仅仅是记录你的顿悟和努力，常常回顾它能让你看到不断取得的进展。假如进展不够明显，至少你会更明显地察觉和感知到日复一日出现的问题。写日记就和生活中绝大多数事情一样，有付出就有收获。请记住我们在本章的前言部分说过的：写日记会让你的减肥事半功倍。

6

培养坚持不懈
的态度

计划去面包店只买一块面包与最后手里真的拿着一块面包走出店铺的可能性是三十亿分之一。

——厄玛·邦贝克（Erma Bombeck）

2012年，飓风"桑迪"抵达新泽西，带来严重损害。早期天气预报曾说，该飓风将会在我家南面不到30英里处登陆，我知道再不行动起来就晚了。所以我先将屋外可能被吹走的东西全都移走，然后便开始搜集求生工具：手电筒、电池、水以及冰块等。我准备得很好。狂风猛烈地吹打着，树被连根拔起，树丫仿佛牙签般轻易被暴风折断。灯光闪烁不定后一片漆黑。在这恐怖的黑暗中，风声犹如满载货物的火车咆哮着，还不断传来猛烈的拍打声。不久我便听见水流从我家屋顶喷涌而过，我笨拙地在黑暗中摸索着，抓住桶、锅、盆等，开始一系列看似根本无法抵御洪水破坏的行为。

我讲述这段自己与飓风的经历，是因为这件事着实突出了面对挑战时的两大重要策略：主动性与反应性。我在飓风来临前作好准备，这就是主动性（在飓风到达前抢先采取行动），处理洪水涌入我房屋的问题，这就是反应性（快速对现状作出回应）。这两大策略都对威胁生命的挑战起到了防护作用。为了达到解决破坏性饮食的目的，我们将集主动性与反应性这两大自我训练策略于一体，防止由冲动、渴求以及欲望所引发的飓风在来临前期、中期以及后期所带来的伤害。

化悲观为乐观

在第4章中我们曾提到，与不良欲望作斗争时，使用新方法提升自我意识是十分重要的，比如说建立敌人清单，找到意识的临界值，弄清天使—恶魔矛盾情绪等。毋庸置疑的是，你如果能立马意识到自己当时的环境、情绪以及习惯，对于阻止或是转移你的盲目就会起很大作用，还能在你面对不良欲望的挑战时厘清当前情况。你会需要更多防御，也就会变得主动，这和你与你的敌人们针锋相对一样重要，它们都是为了让你得到更全面的保护，达到一个心理韧性较强的状态。

我所指的主动策略是指学着培养乐观、坚韧以及自信的态度。正如第1章所说的，为了能终生掌控体重，你需要提升自己的心理韧性。对于培养坚韧不拔的态度，并不是说肤浅地在大脑中塞满乐观积极的心灵鸡汤，而是认真厘清你当前的感觉，并且学会真正地欣然培养内心坚韧的心态和生活方式。换句话说，要学会相信，没有如果、然后或是但是，你是肯定可以忍耐到成功为止的。无论你对自己现在的自信与自律状态多没有信心，一旦你明白心理韧性的力量，你就会知道一切都归结于信任——信任自己。

明确行动顺序

当人的冲动、饥饿激素以及欲望在膨胀时，对其起反作用的策略是临界点取胜的关键。但是除非你将自己的努力和韧劲十足的态度相结合，不然你纠结的时间越久，当你对自我损害的放任多于掌控时，耐性就越可能会减少。为什么会这样呢？因为没有韧性的支撑，起反作用的工具只是创可贴，对于具体困难只有暂时缓解的作用。因此，除非你能快速减少甚至消除纠结，不然即使你有许多强大的抵抗工具，你也可能会走向大起大落之路。这是大多数节食减肥会发生的情况：体重下降，保持一段时间后便渐渐被自我损害的借口和旧习惯破坏。只有将积极主动、有韧劲的态度纳入抵抗策略中，你才能免受自我怀疑、失败论调以及每顿饭都要纠结一番之害。

拥有积极主动的态度也会让你动力十足。对于"动力"这个词我们似乎都明白，但却很难定义，更难执行。就像最高法院法官波特·斯图沃特（Potter Stewart）对于"猥亵"这个词的定义一样，"当我见到的时候我就明白了"。动力就是只可意会不可言传的东西。教练们尝试用加油打气的方式鼓励队员们，然而和动机本身一样重要的是，似乎没有人将动力与态度联系起来。

为了达到目的，我们将动力定义为可利用的心理能量，将态度定义为动机的触发器。态度和动力是我们称之为自律行动顺序的关键组件。

态度（信念和信仰）→动力（心理能量）→行动（控制体重所需的自律）

这一动作顺序是以正确的态度开始的。因为减肥/控制体重都需要韧劲十足的态度。然而，拥有正确的态度——比如说是因为马上到来的婚礼而要减肥，与拥有韧劲十足要坚持一生掌控体重的态度是有区别的。毫无疑问，因为即将到来的婚礼而要减肥的冲劲儿可以转变成采取自律性饮食和有计划锻炼的实际行动。这一行动顺序应该是这样的：

态度（强烈想要在婚礼上保持好形象）→动力（具备坚持不懈的能量）→行动（注意饮食和锻炼）

上述例子说明了正确的态度——因婚礼而瘦。但是从蜜月回来之后，时隔不久你可能会发现你那短期态度已经从干劲十足消磨成毫无兴趣。动力会在你丧失坚持自律的焦点和热度之后快速衰退。当能量消退之后，决心也会跟着消退。对于体重的终生管理和稳定不仅仅是依赖像参加婚礼，或者海滩上性感的身体甚至是参加同学会等非固有的（外部的）动力。这可能会提醒你想起第1章中我们讨论的内部动力与外部动力之间的比拼。就外部动力而言，一旦目标达成就不再有可激励的东西留下，旧习惯机会再次找上门来。不要误会：为了达成短期的目标，拥有外部动力是正常的。但如果你的目标是长期的，终生掌控体重，那么你必须将外部动力与可以激发韧性的内在思维（内部动力）相结合才行。

建立韧性的拱桥

我总是被建筑所吸引，尤其是古罗马时期的拱桥（图6.1）。这一创新使得罗马人建立斗兽场、大型桥梁以及三层渡槽桥成为可能。这种桥最开始就是用木质框架搭成拱形，然后在框架周围盖满石料，最后在拱形的顶端放上一块拱心石，在适当的位置卡住其他被称为拱石的楔形石头。然后将木质结构取走，留下这十分稳固的拱桥。

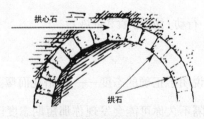

图6.1 罗马拱桥 拱心石 拱石

将有韧性的态度看作支撑你坚持减肥行动并远离长胖的主

要能量。你韧劲十足的拱形桥不仅包含拱石，还包含大量连锁的信念和信仰，彼此之间都有一块乐观积极的拱心石卡在合适位置。让我们来仔细看看这两大组成部分吧。

拱石：信念和信仰　当谈到处理压力和强制重建习惯时，你会面临许多挑战。你心理防御越强就越有机会取得成功。看看这些心理拱石，并认清它们对于形成你的韧性拱形桥的重要性：

- **韧性**：忍耐力
- **灵活性**：在面对挑战时你调整自我的能力
- **意志力**：不惜代价取得成功的能力
- **毅力**：每日每次坚持达到目标的能力
- **信念**：相信自己一定会成功
- **自信**：相信自己一定可以做到
- **积极的自尊**：对自己满意的态度
- **耐力**：心理持久力

且不论你目前的信念和信仰，要记住，只要你清楚并使用你的拱心石，那么是你的拱石就会变得更加易得和厚重。

拱心石：乐观主动的态度　乐观是预见正面结局的信念系统，因此释放积极的能量可以帮你达到目标。说得具体点，乐观主动不能保证你成功，悲观消极也不一定让你失败。两者其中任何一种态度都会带来正面的结果。但是如果你是一名一直在寻求终生成功掌控体重的悲观主义者，那你要么就是运气非常好，要么就得参加无数场可以激励你减肥的婚礼。而乐观主义作为内在动力的一种形式，它会变成你的能量工厂，提高你不断成功的可能性。乐观主义产生能量，而悲观主义消耗能量。

无论是悲观主义者还是乐观主义者都不知道未来会怎样，但我认为你肯定会同意这个说法，那就是乐观的人和悲观的人在以不同的方式过着当下的生活。乐观者有肯定能做到和一定能成功的信念不断鼓励着自己，由此产生的许多正面能量转化成为心理韧性，从而让人在重新培养饮食习惯面临短暂不适时作出明智和自律的决定。相反，悲观者挣扎在消极的海洋中，浪费有价值的心理能量。当面对需要斗争的冲动和欲望时，重要的就是你有多少能量来打一场漂亮的仗。当然是要有很多能量。

如何培养乐观积极的态度

当谈到做一位乐观者时，你已经听说过这个说法，那就是一切取决于你看到的是半满还是半空的杯子。这就是变得乐观开朗的关键。每个人在生活中都有半空的一面：太胖了，感觉虚弱无力，毫不自律，忙于处理工作问题或是经济问题，等等。人人都有负面的生活，关键是锻炼自己专注在积极的方面。

不要让你的不安全感暗示自己生活没有积极的一面。积极的东西可能会被悲观遮蔽，但找找看，它们其实就在那里。如果你是一个哀诉者或抱怨者，下定决心停止哭泣和抱怨吧（无论是对自己还是别人）。悲观者习惯了消极，这导致他们意识不到这已经是一个习惯了。他们意识不到其实这是一个选择。相反，如果你选择乐观积极，那么你需要锻炼自己一直保持意识清楚，远离消极，将注意力放在你生活中美好的事情上。你并没有否认生活中的消极与缺陷，你只是将注意力都放在了正面的东西上。每周都这样做，你会惊讶地发现自己感觉会有多么不一样。你需要除去的只有你的负面情绪。

当你乐观处事时，心理作用就像踩了加速的油门一般。当你消极待物时，可能你一只脚踩着油门，但不幸的是，另一只却是踩着刹车，阻碍了你所有的进步。并不是悲观主义者不想成功，而只是因为他们总是充满自我怀疑和消极思想，对他们的初衷起负面作用。悲观主义（正如乐观主义）并不一定是一种非黑即白的情况，其实存在许多灰色地带。比方说，你不必忧心自己是十足的悲观主义者，进而成为忧虑之人。人人都有所忧，不幸的是，忧心过盛会引起情绪冲突，从而对你的努力起负面作用：要是我不能及时瘦下来怎么办？要是我们坚持那些常规做法，我如何能抵抗得住所有食物的诱惑？

所有的忧虑总结起来就是你预感事情肯定往坏的方向发展。毕竟，人不会担心事情往好的方面发展的。就像马克·吐温说的，"我一生中忧虑多多，但其实大部分忧虑之事根本没有发生过。"但你不要中了消极思维倾向的陷阱，将自己变成彻头彻尾的悲观主义者。怀疑、害怕以及消极共同作用，让你离自己的目标渐行渐远。

悲观的态度——无论你的定义是不是消极心理、忧心忡忡、忧虑不安以及轻度恐惧——都会遏制你的努力。如果你计划消除不良饮食习惯的阻碍，你需要缓解由悲观引起的情绪冲突。要达到此目的，你要学着在信念上发生巨大改变，释放你内心的乐观主义潜能。

悲观主义自我测试

在我们深入下一步之前，先来通过下面的小测试看看悲观主义是如何对你的努力产生消极影响的。请仔细阅读下列问题并回答。这只是帮你预估悲观程度的指南。在你运用自我训练来提升自我后，回到此处再次进行该测试，你会得到自己进展如何的有效反馈信息。

请依据你的真实情况圈出"经常""偶尔"或"几乎不"。即使是存疑，也请每个问题都作答。分数会在测试最后给出。

1. 我过于担心钱的问题。

经常　偶尔　几乎不

2. 即使对我本人有利，我都总会躲避风险。

经常　偶尔　几乎不

3. 我会夸大问题。

经常　偶尔　几乎不

4. 我不喜欢惊喜。

经常　偶尔　几乎不

5. 当事情发展不顺时，我的情绪过于低落。

经常　偶尔　几乎不

6. 我总是担忧过度。

经常　偶尔　几乎不

7. 当事情发展不顺时，我会感到恐慌。

经常　偶尔　几乎不

8. 我很难信任他人。

经常　偶尔　几乎不

9. 我内心有很多恐惧。

经常　偶尔　几乎不

10. 如果别人沉默，我会认为他们是在生我的气。

经常　偶尔　几乎不

11. 我总认为事情无法解决。

经常　偶尔　几乎不

12. 我担心我的健康。

经常　偶尔　几乎不

13. 我过度谨慎。

经常　偶尔　几乎不

14. 我不够自律。

经常　偶尔　几乎不

15. 我内心不够强大。

经常　偶尔　几乎不

16. 生活似乎总是一个麻烦接着一个麻烦。

经常　偶尔　几乎不

17. 生活美好时，我总担心美好会结束。

经常　偶尔　几乎不

18. 我容易事先担心麻烦到来。

经常　偶尔　几乎不

19. 我总是经常对自己说"我不行"。

经常　偶尔　几乎不

20. 我很难做到正面积极。

经常　偶尔　几乎不

21. 我总会预估事情的失败。

经常　偶尔　几乎不

22. 对于达成目标,我总持怀疑态度。

经常　偶尔　几乎不

23. 生活中,警惕心强是有好处的。

经常　偶尔　几乎不

24. 我过于消极。

经常　偶尔　几乎不

25. 我认为人肯定不会处于十分安全的环境。

经常　偶尔　几乎不

26. 总体上,我过度焦虑。

经常　偶尔　几乎不

27. 我很容易怀疑。

经常　偶尔　几乎不

你的总分:

选择"经常"是1分,"偶尔"是0.5分,"几乎不"是0分,
请算出你的总分。

如果分数在0~10分，悲观程度尚佳。自我训练更多的是完善性格和意志力，而非修复不足。悲观程度较低保证你有思虑周全的潜质，从而有效完成减肥目标。

如果分数在11~19分，悲观程度为中等。这意味着悲观主义可能不利于有效地减肥和掌控体重。在你重建饮食习惯的努力之下，你可以通过自我对话来让自己更有力地作出大的调整，从而产生极大的改变。你也可以期待本书来极大地改变你对自己和自我力量的认识。

如果分数在20或20分以上，你可能深陷悲观主义的实质性干扰中。自信可能已经被消极思想吞噬，你必须要重建你的思维和观念。通过自我对话，你可以期待自己训练出此前你并不知道的有效且自信的能力。

悲观主义：准备迎接困难

乐观主义与悲观主义都和你未来是否成功息息相关，但在当前，你无法保证（或反对）最终一定会成功。在谈到你和食物之间的关系时，我知道乐观积极可能不是你的风格，尤其是你如果已经受到太多失败的打击时。知道乐观与悲观都只是习惯是十分重要的，这就是原因。我在第3章中提到过，所有的习惯都是后天习得的。所有的习惯都可以打破。

在谈到习惯的重建时，自我对话会引导你有信心停止悲观消极的想法，从而打开乐观积极的大门。请牢记，培养乐观的态度最主要的原因是以此来释放正面能量，恒久保持动力。这样做的话，乐观主义会创造出我们所说的积极的自我应验预言：你乐观积极地信任什么，你就会变成什么样子。但是自我应验的大门却两边摇摆：悲观主义也会产生消极的自我应验预言，这将不幸地将你变成你自己所害怕的样子。

在转移到建立忍耐性（乐观的关键点）的话题之前，你必须清楚地知道悲观的态度是如何摧毁你减肥并保持体重的能力的。为了让你理解自己为什么历来付出的努力会被自我怀疑和悲观消极所破坏，我们需要先来看看悲观主义本身。

悲观主义的本质

生活中，当不利情况产生会让人变脆弱的氛围时，人会本能地努力重拾控制欲。尽管悲观主义是有害情绪，但它是受人控制的一种策略。因为悲观主义者的自我怀疑、恐惧以及消极从本质上而言都是对事情会失败的一种预估。这样的预估会保护悲观主义者远离失败的失望。做好迎接失败的心理预估，伴随着存在自己占掌控地位的错觉，会给人以模糊的安全感。逻辑是这样的：如果我预计自己无法处理这个挑战，那么失败的时候我就不会失望或是措手不及。如果我现在就为失败作好准备，就可以迎接失败，这让我感觉一切都在我的控制能力之内，也变得不那么脆弱。

在某种意义上，悲观主义是企图进行自我保护。在悲观思想袭来时，你设法让自己的生活有一层保护膜，做好消极预估，懦弱地将自己可能成功的潜力降到最低，从而来保护自己不受预期失败的伤害。我们千万不能忘了悲观主义忧虑的标签：压力。压力会在生理与心理方面让人心力交瘁。它吸干我们的精力，耗尽能量，引发情绪问题，从而刺激悲观思想来保护我们的生活不受伤害。在减肥中，悲观主义通过你不断地往失败方面想而消耗掉你的自信。也许你耳边曾出现过这样一个有魅力的声音：*谁在意呀？我知道我根本不行。此外，这就是个蛋糕而已，这是我该得的奖励。*

在20世纪60年代下半叶，曾有一首叫《战争》的歌。歌词的第一句是："战争，它有什么好处呢？一无是处！"悲观主义就是同样的道理。悲观主义有什么好处？答案你是知道的：一无是处！

> **自我训练小贴士**
> 对于悲观主义者，生活就如同一场漫长的牙科约诊。

乐观主义的本质

相反的，拥有乐观态度的人能让生活的魅力自然地展现。它们不需要做好迎接失败的准备来防止自己受到感知性脆弱和预期失败的伤害。为什么呢？因为乐观者天生会说服自己，无论生活给予什么反馈，他们都可以承受。乐观主义者有自信心且相信自己。乐观主义是你相信自己有能力处理好当下生活和面临的一切挑战。悲观者对自己的动力踩下刹车的地方，反而恰恰是乐观者加速的地方。

说得清楚点，就是乐观者其实也挣扎，但与悲观者的挣扎是不一样的。举例而言，想象一下你正在进行为期一个月的节食计划，但却因为小小的原因而拜倒在一份无法抵抗住的冰激凌面前。吃完一大杯的冰激凌后，你十分自责。如果你是乐观者，自责后你会回到正常节食状态。好吧，吃都吃了，没必要自责不已，反正又不是世界末日。我要重整旗鼓，明天又是全新的开始，我会好起来的。可要是你是悲观者，内心的对话便会有所不同：我都做了些什么呀？简直不可思议。我之前做得那么好，是在骗谁呢？我太脆弱了，没必要伪装了——我根本不可能减肥成功，我就是个失败者！乐观者有自信心作为坚实的依靠基础（我会好起来的），而悲观者却只能再次掉入以前自我损害的陷阱（我太脆弱了）。

> **自我训练反思**
> 乐观者对于成功的座右铭："无论付出多少代价，也要成功！"

悲观主义与乐观主义的平衡点

生活中几乎没有人是百分百乐观或百分百悲观的。当我们谈到心理上的所有情况时，在绝对的黑白之间是存在许多灰色地带的。举例而言，你可能对于自己的工作和职场人际关系十分乐观，但却对爱情生活悲观不已。在乐观自信和悲观自疑中踌躇摇摆是很正常的。这在减肥初期尤为明显，那会儿你热切希望并说服自己肯定会成功。

不幸的是，如果悲观是你一直以来心理活动的一部分，那么你将无法避免在你减肥蓝图中有自我怀疑和自我损害的思想在蔓延。根据自我训练的要求，如果你想在与食物的斗争中取胜，则必须杜绝悲观主义。毫无疑问，自我对话会帮你拒绝悲观消极，拥抱乐观进取的心态。

扭转局势

我们先来假设你是因为自己的减肥史上总是与食物屡战屡败而来读这本书的。那么难怪你的态度会由于缺乏始终如一且正面的进步而变得悲观消极。无论悲观态度是否反映的是生活本身的消极面或是具体到反映你无法保持理想体重的能力，对你而言，要将自己从因为消极而不断挫败的迎头打击中解放出来，搞明白隐藏在态度背后的动态变化是十分有必要的。

> **自我训练反思**
> 事实：你并不是天生悲观——不过是后天养成的罢了。

如图6.2所示，不断的挫折与失败会改变局势（以及你的态度），可能增加你变得更加悲观的砝码。当然，对于乐观者，如果不断取得由自信带来的成功，也是同样的道理。你倾向于悲观面还是乐观面的程度与你之前的生活经历紧密相关。自我训练的方式中，运用自我对话会帮你重建思维，教你如何阻止喋喋不休的自我怀疑、恐惧以及消极等带腐蚀性的悲观主义思想。说得清楚点，我们并不仅仅是谈论积极向上的思维。因为积极在这场战斗中只占50%的比重，而剩余的50%来自正面的信任——信任自己、信任生活以及信任自己的决心。回想一下我们之前讨论过的与自我应验预言相关内容：你说什么，相信什么，就会变成什么。自我训练的目的是将你变成一个信仰者。最终你的天平会朝着乐观的一端倾斜。

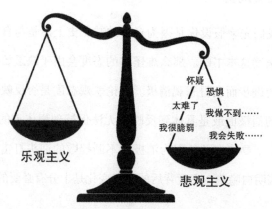

图6.2　悲观的态度

如图6.2所示，如果你在天平的悲观面增加砝码，那就像是逆流而上，消极思想会不断阻碍你进步。我们会在后面介绍自我对话这一方式，帮你削弱消极态度的力度，如果悲观主义（怀疑、恐惧以及消极想法）已经是你习以为常的思考方式了，你可能会觉得变得积极向上是一个目标，但事实上，从悲观走向乐观是一个过程。当你感觉原本强烈的消极思想开始减弱直至消失的过程中的每一步都会带给你越来越多的自信心和自我信任，这将重建你的生活方式和态度。

恢复自尊心

悲观主义与较弱自尊心总是形影不离的。但无论是悲观主义的怀疑、恐惧或是消极想法给人的自尊带来腐蚀性影响，还是较弱的自尊心导致更加悲观，其实都无关紧要。正如音乐剧《梦幻骑士》中的一句话："无论是石头砸缸还是缸撞上石头，最后都是缸受到伤害。"两条路——悲观主义为起点或是较弱自尊心为起点——你都是最终的受害者。

把自尊看作测量你心中如何看待自己的一种测量表。你觉得自己越好（较强或是较积极的自尊），你就越可能释放正面能量从而动力十足，你觉得自己越差（较弱或是较消极的自尊），你就越可能找借口来拖延或是合理化自己为什么"做不到"。毫无疑问，自我感觉良好肯定会是使得你乐观减肥具有持久动力的关键。自我感觉较差——讨厌自己的外表、因为缺乏自律而觉得沮丧或是承认自己就是太脆弱——就会为自我损害的悲观主义打开大门。

你可以立马开始恢复和重建健康的自尊态度。一切都源于简单的真相：你并没有错。从来就没有过错。你也许总是回避这些真相，尤其是当缺乏安全感占主导地位时。但其实这只是凑巧无法辩驳。在当前的不满意和表面感觉之下，掩藏得刚好是不可侵犯的你。词语"inviolate（不可侵犯的）"来自拉丁文中的"inviolatus"，意思是指某样东西因为过于神圣或纯洁而不能被侵犯。当你贬低自己，降低自我价值或是坚守悲观想法，你就是在侵犯自己。

从现在开始，不允许你贬低（侵犯）你奇妙的潜力。停止贬低吧。诚然你此时可能并不能从黑跳到白，涌出满满的自爱（尽管这是好事），但是至少你开始中和消极思想。这为何如此重要？因为就像这章前面我们说到的刹车效应一样，较弱的自尊会与你积极的意向相互抵消。

当然，你可能会不喜欢自己改变之后的某些方面，也可能会后悔过去犯错和估算错误。但在涉及判断自身价值方面，弄清楚这时真正的自己就仅仅是一张快照，一副固定的样子。人们很容易通过一张快照来评估自己，盯着快照说："看看我，真是太胖了！我都无法控制了。我简直就是个失败者。"同样的是有人可能会对自己抱有歉意，认为生活并不是一张快照那么简单，而是一个流式视频。当前的自我未来必然会发生改变——只是接下来是朝着好的还是坏的方向罢了。接下来第7章中会谈到，这个改变并不是由命运、环境或是错误认知所决定，而是由你决定的。

当你带着积极乐观的态度开始进行自我训练时，你会发现自尊自爱牵扯其中。无论你当前在担忧什么，放心，试着接受你没有任何过错这一简单的事实，从此刻选择健康正面地对待自己吧。如果你发现自己在怀疑为什么做不好的时候，一定要注意：这就是你悲观的习惯在作祟，让你改变不了自己。为什么这么说？因为对于悲观者，改变固有的感觉过于冒险。当感觉到做某事有风险时，压力也就随之而来。我们人类总是倾向于墨守成规，就像是你所熟知的怪兽与你不知道的怪兽对决一般。

如果你发现自己对于增加信心来接受更为健康和真实的自我形象是抵触的，那么你要明白这种抵触对于悲观者而言是很寻常的，这与自我信任的肌肉的萎缩紧密相关。缺乏自信、悲观消极以及较弱自尊心都是其近亲。也许远离消极（记住本章前面中探讨过的悲观主义作为错误引导妄图对你进行自我保护）会让你觉得有些冒险，但即使你有诸多不情愿，也必须要尽你所能地接受自己并没有错这一观点——没有什么是你改变不了的。在后文，你将会学习到如何进行改变。

7

通过自我对话的方式
消除顽固习惯

我不会因为洒了牛奶而哭泣，但却会因为弄掉一勺冰激凌而毁掉一天。

　　　　　　　　　　——特里·古勒梅兹（Terri Guillemets）

　　我不断改进自我对话这一方式并以此来帮助我的来访者。在他们坚持想要除去缺乏安全感的习惯和掌控并摧毁他们生活的控制力量时，自我对话的方式可以帮助他们在治疗过程中变得更独立。我在自己的第一本自我训练的书中第一次介绍了自我对话这种方式，书名是《自我训练：改变焦虑与抑郁的习惯》，我特别使用这种方式来打破会导致焦虑和抑郁的缺失安全感这一习惯。从那之后，自我对话就取得了显著的进展，帮助人们处理具体的心理以及人际关系问题，而且变成了人们达到心理健康和品质生活必不可少的工具。

　　我有三十多年的开私人诊所的经历，已经治疗过大量焦虑不安、抑郁以及面临生活中其他挑战的来访者。正如你想的一样，减肥以及和体重相关的问题如果不是情绪压力的诱因，也可以说是情绪压力的一部分，这是十分常见的。不仅对那些设法克服情绪问题的人群，还对那些想要为减肥和控制体重改善自律能力的人，自我对话都已经被证实是一个必不可少的工具了。因为它提供了一种有效途径，冲破包裹在沉湎于欲望和自暴自弃表面下的具有破坏性和负面性的抱怨。如果你想提升减肥和掌控体重所必需的自律能力，自我对话会在保持积极主动、韧劲十足的态度上起到不可估量的作用，而且还会带给你亲身实践的策略来打败你的三大敌人：不利环境、有害情绪和不良习惯。

在思维过程中变得主动

自我对话这一观念对你而言应该不陌生。其实你平时总是在这样做，尤其是面对食物问题的时候。谁没有经历过下面这个恶魔—天使之间的对话：

"我真的不应该吃这个。"

"吃吧，没事儿，就这一次而已。"

"不，我肯定会后悔的。"

"可是这看起来太好吃了！"

可是究竟你身体中的你是在和谁争论呢？你是如何做到一

个人代表事物的两面性的呢？在我以前将这一观念给我的来访者解释时，我不止一次被问到"这难道不是精神分裂吗？"，我总是微笑着安慰他们，人人都很熟悉这种被矛盾情绪撕裂成两半的感觉，尤其是在涉及与食物斗争的问题时。一方代表你健康和成熟的信仰（你在理智上想要达到的），而另一方代表你有破坏性且不成熟的冲动（一种想要满足渴求、欲望以及内心更为原始的需求）。

当我们沉湎在不利饮食中时，或多或少会意识到自己存在矛盾思想，它们就像是被拍过来拍过去的乒乓球。当我们大脑中的辩论升温时，我们抱着一丝丝希望努力保持强势。有时候成功了，但大多数时候都是失败的。我们会弱得希望保持强势（而不是真的强势）的原因是想要吃不良食物的冲动肌肉获得了更多的能量，而自律肌肉却在萎缩。因为两边如此不对等的阵营，所以未经抑制的冲动想法要完成伤害你的任务更具优势。

你很清楚冲动对于自己破坏性进食有多大的力量，这也是我在上一章中详细谈论了为什么转变成乐观态度如此重要的原因。正如你将在本章接下来的内容中看到的一样，乐观主义为自我对话的尝试供给燃料。尽管你的自律肌肉在萎缩，但它们让你抵抗得住如肌肉僵硬的巨人般的冲动。你可能会回忆起第2章中我喜欢的一句格言，"事实胜于雄辩"。在我和妻子去佛罗伦萨之前，我从没想过自己会目睹到乐观主义的样子——直到我站在米开朗基罗的雕塑《大卫》面前。

米开朗基罗的灵感源于圣经故事，年轻的牧羊人大卫为了保护自己的子民，选择与全能的巨人哥利亚战斗。正如故事所言，大卫的武器只有投石器，他靠着瞄准无误的一击打倒了哥利亚。米开朗基罗没有选择像之前的艺术家们一样刻画战斗后的大卫，而是抓住了他在投石前的酝酿时刻——这一典型时刻是在他还未决定行动之前的沉思时刻。大卫紧锁眉头地站着，充满自信，蔑视以及无畏，从自己的左肩看过去，等待着……等待着哥利亚。

当你受到冲动的威胁时，无论你感受到的威胁是大是小，所需要的就是以正确的态度和工具作为开始，那便是自我对话。自我对话是将你变成思考中的主动参与者的有效途径。让你不再被冲动思考所控制。自我对话提供工具来让你增强力量打断不良思想，将其扼杀在不正直之路上。你一旦将自己转换成挣扎中的主动方，你就会经历"啊哈"时刻：你会意识到自己有选择可言——合理地选择消除冲动性思维，让自己毫无阻碍地跟随初衷前行。

刚开始你可能意识不到拥有选择这一观念的重要性。你甚至可能会争辩它的相关性："我当然知道我拥有选择。我就选择吃！"另一方面，那些因为过去的失败而妥协的人也许知道他们有选择，但他们也"知道"自己脆弱得控制不住冲动和欲望。自我对话的目的是形成自律肌肉，给你力量让你处在一个有选择的位置。

打赢控制之仗

上一章中我们提到人类不喜欢失去控制的感觉这一事实。无论预期焦虑的原因是即将来临的飓风，是反复忧虑疾病或是审计检查，抑或仅仅是因为发型糟糕导致的心情不好，感觉失去掌控会发出精神号令，让人匆忙地重拾控制感。我在高中生物课上学过，人天生趋利避害，我认为这是论证人类出于本能地寻求控制感而极度痛恨失去控制感的有力论据。

你试图减肥的时候会产生失去控制的感觉，这个说法我想你肯定同意。当你盯着余下的一块比萨，正英勇地在"应该吃"与"不该吃"中挣扎。直到解决了这场争端，你就不会感觉到压力与失控。最终你要么是通过狼吞虎咽地吃下这块比萨（从而终结矛盾情绪带来的压力），要么是缩短冲动时刻，远离餐桌（这也终结了矛盾情绪带来的压力）最终结束了挣扎并重拾控制。当你选择吃下比萨这一方案，你是表面上结束了这场冲突。然而，一旦你吞下最后一口比萨，新的冲突立刻产生，因为你感觉到失控了：为什么我要吃？天哪，我之前做得那么好，我搞砸了一切！

> **保持积极性的关键**
>
> 减肥取得持续成效的关键，是你意识到无论何时感觉自己有控制力，都会更有动力来往好的方面争取。当你一天都没有过错和后悔，或是拒绝了美食诱惑，那么无论你在什么时候踏上体重计看到了体重的下降，就会有万事皆在掌控之内的感觉。你越是跟随初衷开始管理饮食从而感觉掌控一切，就会变得越有积极性。相反也是同样的道理：犯了错，涨了一磅或是暴饮暴食，那么你就会经历失控的感觉所带来的损害性结局。

依经验而知，掌控体重就像是坐过山车一样。前一秒还感觉自己掌控一切（哇，我今天过得太美妙了。我摄入的热量远小于1 500卡！），下一秒就会感觉自己失去掌控权（我为什么吃了一整袋的食物呀？）。掌控或失去掌控权都是与减重或保持体重相关的心理活动。而问题依旧是为什么减肥和塑身会是这样摇摆不定的秋千呢？毫无疑问我们想——如果我们可以的话——减肥成功，自我感觉更好并且外表更靓丽。可是我们身体中有某样东西却不顾所有减肥的理性因素，固执地让我们做冲动和欲望的奴隶。为什么我们会伤害自己的身体呢？我们通过各种方式来保护自己不受到伤害，却唯独在食物上与自己较劲儿。这不合情理。难道不是吗？

真实生活中的自我训练：弄清楚
究竟是谁在对话

减少热量不仅仅会让人有心理压力，身体也会有所不适，这是毫无疑问的。伴随着强有力的欲望和冲动，我们在与痛苦的饥饿感作斗争时会发现很难保持自信和坚决。当你想改变现状，就要开诚布公地面对你的敌人——不利环境、有害情绪以及不良习惯——给你带来的挑战。你计划的减肥目标合理与否似乎并不重要。因为当你被减肥的压力折磨不已时，一切都显得苍白无力。

归根到底这说明了什么呢？我们忘记初衷的原因是内心寻求安逸的冲动之音在无意中就会胜过内心理性的节制之音，夺取主导权。

从安迪的战斗中有所收获

45岁的安迪是一名体重超重的会计，他深受快餐文化之害。最近内科医生提醒安迪，他有患糖尿病的风险，之后他告诉我他是如何在最后关头决定改变：

几天前我下班后感觉自己已经准备好了。我一整天都在作准备。我绝对不会再停在自己常去的麦当劳了！在开车回家的路上，当我接近麦当劳的金色拱门时，开始感觉自己像是被收紧了一般。我感到心跳加速，方向盘上的手握得紧紧的，距离入口还有三百米的时候我开始恐慌。说真的，我感觉自己在颤抖、紧张、焦虑。我不知道自己能否成功开过去。二百米的时候，我闻到了汉堡的香味。入口快速地出现在我的右边，我不知道该怎么办……我开过了入口！这真是糟糕的一刻。我的心都碎了。依旧能闻到汉堡的味道，可是我却努力继续开车前行。我感到筋疲力尽，心情不悦甚至还十分饥饿！

开出去没一会儿，我在折磨自己的时候麦当劳还在我车后视镜的范围内。太疯狂了！我在干什么？没必要这样折磨自己吧。转回去又算得上什么大事呢？于是我开车掉头回去。我真的做不到呀！

当安迪最初开过麦当劳的入口时，他决心对抗的意图被心中绝望恐慌、巨大且有力的声音所破坏，那声音大到让安迪忘记了医生的提醒，将矛盾情绪终结于盲目和反射性屈服。毫无内疚、懊悔和自责，他回到汽车餐厅点了爱吃的汉堡、薯条和可乐，之后（就像他往常从家去上班的路上一样）他打开了电台，最后感到至高无上的快乐（又可称为多巴胺飙升），太满足了！

但事情并没有在此结束。在安迪咬下最后一口汉堡不久后，他仿佛从一场沉睡中突然惊醒，开始意识到内心有另一个在指责的声音：简直难以置信！我下了一整天的决心最后就是这样的结果。我真的是要抵制的呀。我目睹过自己的爸爸死于痛苦的糖尿病。我有这世上所有的动机和刺激因素呀，我究竟怎么了？太尴尬、太羞愧了，我就是个懦夫！将这称之为冲动、沉迷或是软弱都没有关系。安迪根本没有武器来抵御他巨大的敌人。这段插曲之后，安迪感到害怕和绝望。他电话约诊并与我们会了一次面，探讨他因每况愈下的健康和无力拒绝诱惑而日渐增多的焦虑感。

安迪在治疗中恢复得不错。他成为自我对话这一方式的追随者，一开始他就觉得自己的冲动不再那么强有力，后来也几乎不因此受伤害。治疗结束大概六周后，他给我打了电话。他惊讶地说到自己的 AIC 测试（之前三个月该测试反映他的血糖是6.4%，略高于正常范围。）反映血糖已经降到了正常范围之内，是一名含量为5.4%的非糖尿病患者。

只听关键的声音

当牵涉不良饮食的时候，我们就像安迪一样，内心会有很多声音。心里会情不自禁地产生渴望："我要吃一块巧克力！"然后又会有另一个指责的声音："真不敢相信我吃掉了那块巧克力。"有时候我们的声音会变成救命稻草。下定决心的声音这样说："我拒绝吃巧克力！"或是自信的声音："别给我巧克力，我就该更好看，感觉更好！"幸运的是，出于自我对话的目的，你只用考虑两种声音：冲动之声和节制之声。

冲动之声是内心想要什么就要得到什么的声音。这个声音迫使我们放弃理性思维，不顾一切地去追寻满足感。而节制之声是号召我们对自己的健康、幸福以及选择食物带来的后果负责。有时候我将节制之声称为成熟之声。原因是：成熟的人会对自己的行为负责。幼稚冲动之人才会像孩子一样想吃就吃，毫无理性和负责任的节制可言。对于一个幼稚冲动的吃货来说，在接受感觉良好的安慰性食物与稍有不适但勇敢说不这两者中，肯定每次都是前者取胜。

对自己要诚实。当你欺骗、放纵或是暴饮暴食时，难道不就和六岁小孩做的选择一样吗？难道不是让冲动主导着你吗？毕竟你还是个孩子的时候，糖果、小吃和美食就是你所关注的全部。那时候没有烦人的内心纠结，也没有犹豫不决，只有投机取巧放纵自己吃的渴望。为什么不呢？你明白父母会在某个时刻对你进行干预："你吃得够多了，剩下的明天再吃。"你根本不需要自己管理自己，只顾吃就行了。然而现在，你像个六岁孩子一样吃的时候，你再一次没有肩负起管理自己的责任。更糟糕的是，你身边再没有人来提醒你已经吃得差不多了，只有你自己。这是我们在大吃特吃后觉得羞愧的一个原因：我们知道自己的行为像个幼稚的孩子。

让冲动的习惯自生自灭

迄今为止，我们已经从几个方面处理了不良饮食这一问题。弄清楚不良饮食的动态是达成长效目标的关键。不过我现在要介绍一种更便利、直截了当的三步走的方法，以免你迷失在过度考虑掌控体重这一任务的纷乱中。为实现这个目标，你会发现自我对话在自我训练的方法中应用起来更为直接和方便。只要你将自我对话这一技巧熟记于心，它就会变成一种自然而然的策略，帮你消除迷茫且不利的混乱思维。

自我对话折中了三个相互关联的步骤。第一步是将事实与假想区别开，第二步是停止会导致冲动的失控想法，第三步是将自己从每次的挣扎中解放出来。我知道你可能过去已经拒绝过无数次，但却没有取得持久效果。你发现自己还处在自我怀疑中，这是可以理解的。在你之前的尝试中，尽自己所能的坚定立场反击冲动和欲望的无情之潮。不幸的是没有强大的防御措施作为坚实的基础，永久性瘦身依旧遥不可及。一旦弄清楚冲动性思维只是形成的习惯，你就会意识到自我对话要实现的目的就是学会如何削弱冲动习惯的核心力量。当谈到任何习惯时，要么是扼杀它，要么是培养它。

冲动的习惯得以滋养的前提是（且只是）当你接受自身存在缺点，比如脆弱、无能以及无法鼓足勇气反抗他们等。尽管对你而言一天之内就消除冲动和错误观念似乎不可能，但这是有可能的。只要你意识到自我对话提供了累进的、系统的方法来扼杀终生不良饮食习惯，就存在可能性。

技巧就是一切

我记得自己还是个孩子的时候，看过一档老的电视节目叫《明星猜猜看》。节目中评审团的人需要猜出参赛选手的职业。一次特殊的节目中，一名选手被认定是大力士，他徒手将号码簿撕成了两半，这让观众惊讶不已。我对这一非凡举动印象深刻，甚至用自己家电话簿试了一下，这更让我信服那个人是要有多么强壮才能做到那样。

多年后，我看到另外一个电视节目，一名魔术师表演如何将一本电话簿撕成两半。当然，我死死盯着电视。他起初拿出一本厚厚的电话簿，在经过一系列看似努力的扭曲、嘟囔以及旋转之后，他成功把书撕成两半。接下来他重新拿出了一本电话簿来演示当中的技巧。

他让摄像机离他的手近一些。他先将电话簿的书脊弯曲，这样书页就会翘起来45度的角。接着他开始撕书，并不是一次撕一整本，而是一次撕半英寸。配合夸张的使劲（目的是转移观众注意力，以免他们意识到他是用技巧在撕书），魔术师给人营造一种错觉，让人觉得他费了巨大努力才一次撕了整本书。

弄清楚改变自我损害的习惯，这一任务貌似不可能，其实只与技巧和坚持相关，你最终会达到一个企及已久的峰值来冲破阻碍。这不是魔法，也不是巨大心理力量带来的巨大成果。到目前为止，这只是系统地将看似不能冲破的思想粉碎。

训练开始，准备好了吗？

重建习惯与从不良饮食模式中解放出来是终生掌控体重的目标。使用全新的视角代替不断的典型悲观思维，从而让你意识到你有选择也是一个目标。对你而言，明白自我对话是一个过程（记得那本电话簿）并且知道掌握该技巧需要时间和练习。然而，在你不断挑战，减少直至消除有害的消极想法时，你就会挖掘出自己掌控局势的真正潜能。这时候你的自律肌肉就会开始收缩起效。

你必须要说到做到。在十分实际的意义上来说，你不能光说不做——自我对话就是这样。你要在自我对话的三大步骤之上作出必要的改进，以此训练出积极自信且不会因为悲观迟疑而影响的态度。自我对话提供一种技巧让你与自己共事，鼓励自己，刺激并训练自己，以及在必要的时候给自己屁股上踢一脚以免自己陷入缺乏安全感和自我怀疑中。通过自我对话的方式，你即便感觉自己的一部分消失了，但却可以真实地训练自己，完成下定决心要达到的目标。

8

第一步：

分离事实与假想

如果绿色蔬菜和猪肉一样吃起来香的话，人类的平均寿命一定会飞跃上升。

——道格·拉森

乍一看，你可能不会知道分离事实与假想有多重要，但请记住，过去多次使得你犯错的情感失真是由于你盲目认同消极思想、感受以及观念所滋长的。第一个步骤通过增强意识，把理性念想注入挣扎过程中去，让你最大可能地意识到自己是可以选择不被冲动和欲望束缚的。

你的想法可能会是这样：我还是很饿。可这怎么可能呢？我才吃了一顿丰富的午餐呀，我不可能会饿！我想我现在饥饿的感觉肯定是假的（也就是假想）。好吧，所以我根本不饿，可是我要如何来处理现在这种感觉产生的渴望呢？意识到自己可以做选择并不能阻止你犯错，但却握住了50%战胜的可能性（另外的50%来自第二步和第三步）。通过仔细检查具体发生了什么，你至少不会拱手把自己交给盲目冲动的饮食习惯。

我们拿另外一个第一步来举例：你被失败困住而不断抱怨，"我觉得自己不能解决这种饮食习惯。"在你认输前，请问问自己："我这种感觉是事实还是假想？"这时候，"不能"这个词已经提示了你。想象一下你是个土豪，请了私人教练和厨师。与此同时，你只要坚持自己的节食计划就能收到1 000美金的支票。你会怎么想呢？你能做到吗？确实，我保证你肯定能做到。

无论什么时候你发现自己沉湎于极端的思想中，抱怨叹息着"我做不到""太难了"，或者"我再也不减肥了"，这就是在让假想来扰乱、打击甚至从根本上破坏你的理性意愿。但一旦你将事实和假想分离，你就会识破诡计，意识到这不过是借口和自我逃避罢了。分离事实和假想可能不会让你好过一点，但至少给了你不改变初衷的机会。

说到抱怨，以上提到的所有站不住脚的借口前都应该加上一个"我感觉"："我感觉自己做不到。""我感觉太难了。""我感觉我再减不了肥了。"你可能回忆起第1章中我说过的，感觉并不是事实。尽管我们常出现的假想是出于情绪化（你"感觉"这样那样的都是真的），但我们其实也基于其他形式的借口而产生假想：合理化（"我一整天表现都好，吃一块儿蛋糕真的没关系"，或是"我没有时间去店里，不得不点外卖了"。）因为在合理化中总存在那么一丁点真相，而且极具欺骗性。但是当把假想放入实际检验时，就会暴露其缺乏根本的真实性。看清并承认真相可能会让人有点胆怯（既然一块蛋糕有关系的话，那就抽出时间自己去购买），但是把头埋进拒绝的沙子中欺骗自己只会产生一个结局：肯定会失败。

为什么要特别留意思想极端化

全有或全无，非黑即白的思想是一种非常危险的假想。它本质上是让你不受节食减肥的压力所害。当你用到极端化的词语，比如总是、绝不、不能、太难、不可能等，你就是在让自己放弃。一旦你说："节食太难了，我做不到"，那么你的思想就变得极端化，从而允许自己结束努力。如果你不再努力，就会终结矛盾挣扎。但是让人悲伤的事实依然存在：你会开始后悔。

尽管将事实与假想分开这一观点听起来比较容易和直接，但依旧有一些困惑存在，尤其是当你的情绪被冲动的渴望所扭曲，或是当你想不通自己的合理化和借口时。首先我们花点时间来更深入探索自我对话的第一步。

真实生活中的自我训练：
驯服内心的野猴

我回忆起多年前上过的一堂瑜伽课。当时我们在探讨沉思的价值，有学生抱怨说："不管我如何尝试沉思，我的思绪都会凌乱不堪。我根本无法不分心。"我们的老师拉玛想了一下，说道："你的思绪就像是树枝上惊声尖叫着上蹿下跳的猴子，从而引起骚乱。要做到沉思，你得先学会驯服这些猴子。"

如果你要改变人生既定的进程，坚持自己的意愿，保持想要减肥并终生掌控体重的初衷，那就必须学会驯服你内心的猴子。涉及不良饮食习惯时，如不断乱窜的野猴般的思想会以多种形式来带你误入歧途。层出不穷的冲动想法可能会带你冲进厨房；被否认的悲伤想法可能会让你觉得自己是受害者；非黑即白的借口可能先于心中的声音："我做不到，这太难了。我再也不减肥了。"不管你把这称为什么，反正都是内心野猴惹的祸。

从贝姬想取悦于人的事件中有所收获

50岁的贝姬是一名程序员，她翩翩有礼，想方设法地讨人喜欢。不幸的是，这让她陷入了进退两难的境地：当她真的想拒绝别人时却很难说"不"。她的顺从让她的姐姐开心，但这让她心中的野猴又出来作祟。她回忆到：

> 我上周到姐姐家参加家庭聚会。当天早些时候我和朋友吃了顿自助早午餐，违反了很多进食指标（贝姬一直在控制自己的体重），所以决定接下来吃点蔬菜就好了。正餐按照计划进行。但是到甜点时刻，我的姐姐做了她最拿手的芝士蛋糕，她还宣称是专门做给我吃的！我立刻感觉战斗打响。我不想让人觉得我不领情，但又真的不想吃那块蛋

糕。可问题是，我根本没法拒绝我的姐姐！

我试着告诉她我正在控制我的体重，但她却坚持道："吃吧，又不会要你的命，就一小块而已！"时间定格在那里，看着面前那块诱人的蛋糕，我知道那个成熟的我是不会吃的，但我也清楚自己内心的野猴已经开始尖叫了！我坐在那里，似乎无休无止地在和自己打架：我绝不会吃的，对吗？不！就尝一下而已。但我一定会后悔的！这太尴尬了。我看起来像个笨蛋！我姐姐正等着我吃下它。我不想让她没面子。也许可以尝一下。我可以明天开始散步锻炼。我在骗谁呢？！也许我今天算错进食指标了。好吧，吃吧。吃下这块该死的蛋糕。别在这儿小题大做了！人生如此短暂。这根本没什么大不了。

思绪如麻让我几近无力，大脑感觉像要爆炸了似的。我做了什么呢？可悲的是，我不仅吃下了一块蛋糕，而且又要了 "薄薄的"第二块！滑稽得很，我开车回去的路上大脑中又跳出完全不一样的野猴——后悔的野猴。该死，我为什么要吃它？我为什么还要了第二块？我本来做得那么好。我是让姐姐给欺负的。我在骗谁呢？！在这种紧要关头，根本不是姐姐的错，而是我自己毫无自控力。

事实上，放任消极的思想，它就会真的变得十分放纵。为了不被层出不穷的冲动所左右，你的自我对话第一个挑战就是将成熟理性的想法与冲动放纵的困惑分开。你会以为区分真正的事实和虚假的假想应该是直截了当的工作。不幸的是，情况时常不是这样。

当你处于矛盾的拔河赛时，就像贝姬与芝士蛋糕之战一样，没有什么是浅显明了或直截了当的。在不那么情绪化的状况下，稍微明了的东西可能就是在我们挣扎在正反面的困惑中时，变成无可救药的一团糟。为了实现自我对话的第一步（分离事实与假想），你需要弄清楚究竟是什么导致你犯错——比方说，就像并不是所有的假想都是完全虚假的这一真相。

认清伪事实 如约翰·亚当所说，"事实是不容改变的东西。"——不容改变是缘于它们经久不衰和可经检验。如果你超重，这就是一个事实。如果你喜欢吃巧克力，这也是一个事实。如果你饿了，正如你在第3章看到的，这可能是也可能不是一个事实。当我们谈到不良的饮食习惯时，你直接搞清楚自己大脑中的事实——你的私人真相——肯定是很重要的。可是有时候寻找真相的战斗会在你达到临界值时被阻碍，从而向冲动和欲望（我就要吃那块巧克力——现在！）所产生的假想投降。其他时间，当你卷入"我应该/不应该"的纠葛将战斗时间延长，其实没什么是完全明了的。

要诚实地评估冲动拔河赛中的情况，虽然这不能保证你会做出正确的事，但至少你有机会知道正确的事是什么。这常常没有实际意义，因为不良的习惯总会出来和稀泥，让对与错看起来都具有迷惑性。最开始我们就产生这类冲突是因为我们常常要处理的不是确定的、非黑即白的个人情况，而是伪事实的灰色地带。

举个例子，贝姬想："也许我可以尝一口。"这是事实还是假想？其实你可以从两方面来对待这一问题。贝姬可能会吃了一口就满足了，这是真实的（但未必），同样的，吃了第一口就会有第二口、第三口等（正如我们所知道的），这也是真实的。所以如果贝姬想开始使用第一个步骤，分离事实与假想的话，在这种两边都可能被证实是真实的情况下，她如何来确定究竟什么是事实呢？要回答这一问题，我们要先将范围扩大，混入第三种选择——伪事实。

我们先来看看伪事实的本质。

· **伪事实是总将事情合理化。**"多一点热量是没什么危害的。"将问题合理化是一个让自己放纵的好理由，但这当然不是真正的原因。真正的原因是你就是想给自己找放肆地吃的借口。

· **伪事实其实是人的半推半就。**与把事情合理化类似，半推半就是让你觉得自己还没到无药可救的地步。通过一句"就吃一块"，你让自己看似保持了健康饮食的初衷，其实是在稍微纵容自己。就像别人说的，"如果你连这种话都信的，那我还有座大桥要送给你，你信吗？"

· **伪事实的情况是打如意算盘**。"我明天就开始进行马拉松训练，所以额外再吃一块比萨没关系。"心中有所盘算不一定是不真实的，但多数情况下都是自己欺骗自己。

所以当你发现自己正面临伪事实的情况时，你要做什么呢？答案是将所有的伪事实全部归入虚假不真的类别中去。如果存在一个伪事实，就直接将其视为不真实。其基本原理是很简单的：所有的假想和伪事实都由一个目标所推动——让你改变初衷，胡乱饮食。你内心告诉你改变初衷也没关系的声音是敌人的声音。记住，无论何时你处在自我怀疑中，都不要犯错去听从那个声音。如果你向伪事实投降，你不久就会与你心中后悔的那群野猴纠缠。将这牢记于心，我们来看看贝姬犯了什么错。

摧毁伪事实（以及彻底的假想）　回忆一下贝姬的内心对话，她因为内心的野猴产生了事实，伪事实以及假想而困惑不已。我们盯着终极目标——摧毁伪真实和彻底的假想，依次回忆一下。

· **我不想让她没面子**。　即便这可能是用合理化来掩盖的伪事实，但这可能是真实的。换句话说，不让姐姐丢面子，这是个好理由，但却不是贝姬行为的真正原因。事实上，她是在给自己找接受的借口。

· **也许我可以就尝一小口？** 这是典型半推半就的想法，像这样就是伪事实。其实，贝姬是找借口吃掉那块蛋糕。

· **我明天可以随时散步锻炼。** 这是以打如意算盘为外表的伪事实。贝姬通过盘算锻炼来折中，纵容自己的不良饮食习惯。

· **也许我算错今天的进食指标了。** 这完全是基于如意算盘的假想。

· **好吧，就吃了这块该死的蛋糕吧，别再小题大做了。** 这是以合理化为外表的伪事实。贝姬通过"并非大事儿"，想办法说不良饮食不是大问题，但当然，它就是大问题。

伪事实令人不悦的真相之一就是当你允许自己思绪失控时（避开你本应该做的——将伪事实纳入假想的类别中），其实是拖延了自己不舒服的时间，就像贝姬那样。毕竟情绪不适（也就是情绪冲突）与你是否抱怨哀叹以及自责紧密相关，你越抱怨就会觉得越无法束缚自己。我们会在第9章和第10章具体探究这一概念。

到目前为止，我们可以归纳出贝姬一天占上风的假想（假想加上伪真实）。她说服自己吃下了姐姐做的蛋糕。在她吞下最后一口蛋糕后，她不再受欲望控制，这时对她而言比较容易回顾刚刚发生的事情，判断什么真实什么不真实。回忆我们在第5章中学过的，日记中最重要的工具之一就是回顾，进食后进行分析。这是找出所有失败的客观真相最佳的办法。就像贝姬一样，一旦你不再被冲动或纠结迷惑，你就会发现真相是明摆着的。

然而，当你在对美食沉迷不已的时刻，不要忽视伪事实其实十分狡猾这一事实。如果你想方设法来推翻你成熟理性的打算，那么那些想法都是你的敌人。自我对话第一步就是教你在达到倾向于接受冲动的临界点之前要细细思考，这是它的目的。

自我训练小贴士
任何诱惑你改变初衷，胡乱进食的想法都可被视为假想。

另外两个导致困惑的原因
以及对此采取的措施

如果你的目的是减肥并终生掌控体重，那么产生冲动和难以抑制的想法（或者如果你喜欢，也可以听从内心野猴的号召）时你就不能处于被动地位。必须在这些想法控制你时赶快采取行动，坚定地抵抗任何有欺骗性的想法。你可以从一个简单的问题开始做起：当前我脑海中的事件是真相还是假想？提出问题很简单，而回答问题则需要进行自我训练。你从自身经验获知，牵扯不良饮食习惯的问题时，了解事情的真相是不简单的——至少在你处在如狂风般的伪真实和无法抑制的欲望之中时是不简单的。在你努力将事实和假想分开时，将两者分辨清楚是很不容易的，这是由于两大原因。

自我意识需要提升

第一个让你产生困惑的原因是你是否意识到自己的想法。人的意识是不断流动的。一些想法——比如她的名字是什么？或者我晚餐吃什么？——是人自觉的，有意的或者是具备实用性的想法。但是我们大多数正常的思维并不是这般有目的性。当我们处理生活中的平常小事时，刚好到达人意识的临界值或在其之下的时候，这种思维才会起作用。尽管我们平时不怎么注意到这些想法，但是它们或多或少的在反思后得以恢复。举例来说，你可能坐在桌前工作，目光看着远处，此时电话响了，迅速将你拉回现实中来。即使你很享受这种无意识的放空——也许回忆了一段陈旧的往事——这并不是你（有意识的你）制造了这些想法。一旦开始，白日梦仿佛就会自动发散开来。你的遐想更像是夜晚的梦，自身就具备生命力。

我谈白日梦和夜晚做的梦是因为你需要明白自己有意识的打算——事实上，意识本身——很容易被意识不足所影响。且听我解释。好几年来，我一直很好奇心理学家称之为催眠状态的这一现象。当我们从清醒变为休眠时会出现过渡和失真的经历。这是将掌控你思维的意识过渡到接管并掌控你思维的无意识手中去。比方说，昨晚我在读罗伯特·格雷夫斯一本关于罗马帝国的佳作《克劳迪斯神》时打了个盹。上一秒我才读到克劳迪斯在罗马元老院的讲话，下一秒我就像是走在古罗马广场的地方。这就像是在某个关键的临界点，我有意识的思维被无意识的指令抓住。我对这一过渡十分欣喜。是谁在我们大脑中导演了这些画面呢?

无论是白日梦还是夜晚的梦,对你而言,要明白我们的思想并不总是有意识的,这十分重要。当你沉迷于对诱惑的美食充满欲望时,就出现了与催眠状态相似的情况,正常理性的意识会受到冲动想法的威胁,我想你肯定会认同我,觉得冲动想法就像是有自己的思维一般。关键是要明白冲动想法并不是你在有意识的情况下作出的决定,而是由你的敌人所策划的无意识且有害的想法。当你在与食物纠缠不休时,应该要适应这种想法,明白并不是只有积极的想法在产生作用。冲动,难以抑制以及沉迷其中都是在意识不足甚至无意识的情况下出现的,它们在和积极想法做斗争。那么你能做些什么呢? 接着往下看。

紧闭诱惑的大门　当贝姬对自己说"也许我可以尝一口……人生如此短暂。这一点也不重要! "的时候,她处于迷茫之中,根本不知道真实与假象。但原本能明白吗? 当然呀,她本来能明白的——如果她想做到的话。这是步骤一的目的:让你停止敷衍搪塞自己,搪塞的借口会让你感到无能为力和毫无头绪。

为了被伪真相或假想所控制,你不得不接纳它们。接纳诱惑相当于将抵抗诱惑的大门开了一条缝,而这已经足以让冲动涌进来迫害你。包容的态度其实是为心理的被动性推波助澜——被动性就是无所作为地允许冲动和欲望来改变你的想法。

被动性还反作用于你好的意图，所以这就是步骤一（主动将事实与假想分离）对于紧闭诱惑的大门如此重要的原因。

对自己的意图保持主动性 你有没有过深夜看电影，结果却发现自己迷迷糊糊睡去的情况？起初是你的眼皮越来越重。你摆脱困倦一两次之后，发现自己即使醒着也根本不知道电影里发生了什么。你开始重看，但眼睛又不受控制地再次闭起来。你告诉自己你将要闭上眼睛了——只闭一会儿。你并没有打算睡觉，只是想听听电影罢了。你突然一下子醒来，才意识到自己已经错过好几分钟了。此时你主动下定决心要保持清醒。你坐得更直一些，揉揉睁开的眼睛，看完了电影结尾部分。

无论是看电影时的打盹，还是在减肥计划中保持理智，如果你被动地让自己陷入无意识当中，这场战斗必败无疑。主动坚定的意志力是十分必要的。被动性打开了无意识的大门，这足以让你被强行控制。如果不想因意识不足的迷茫而导致诱惑扰乱你的思维，那你就不能让自己无所作为。你必须要坚持，主动地坚持将注意力集中在自己的目标上。

不管你感觉自己受了多大伤害，最终的成功取决于你认识到了习惯、沉迷、无法控制、冲动等都不能让你乱吃食物。你不让这些影响因素来迫害自己。说到心理问题，其实没人能逼你做任何你选择不做的事情。不接受诱惑就是不接受。但在你维护自己的想法之前，你要先通过坚持真实理性的现实来厘清由于冲动带来的混乱思绪。

调整态度　当我们谈到严格要求自己时，态度十分重要。与其认同悲观厌世的怀疑、恐惧以及错误的消极观念——我解决不了这件事！太难了！我再也不减肥了！——不如运用你的乐观精神，来为解决挣扎纠结献出一份力量。记得第6章中说过的培养坚忍的态度吗？大脑的力度和韧性就是一种态度。它们同样也很脆弱。

无论你选择调整哪一种态度都会对未来的结果产生重大影响。毫无疑问的是冲动和沉溺的声音更擅长迷惑你。但只要你直面这些想法——只要你有意识地仔细审阅这些想法，只要你利用进取的乐观精神——你就会发现冲动不再掌控着你。那些不良的老习惯会无法维持。

要停止陷入扭曲思想

你容易感到迷茫的第二个原因是在你不良饮食生活过程中累积了许多扭曲的观念。我们无意让自己有错误的信念（假想）。比如，"我毫无意志力""我太脆弱了"，或者"我控制不了自己"。尽管这些说法在过去可能是符合实际的——你之前表现得无力、脆弱，或者失控——当遇到不良饮食的问题时，如果你无所作为，历史又会不断重演。根据现状，而非以前的不足之处，运用自我对话的步骤——可以让你在重塑未来的过程中变成积极的参与者。

正如我们上一章讨论的一样，我们出于本能地想要控制和平衡情感。想法、感觉、周遭环境或是心境等越是引起情绪冲突，我们就越觉得自己失去控制，就越倾向于隔绝自己不受未来的伤害。这往往通过逃避的形式来达到，比如寻求食物安慰等。从控制感的立足点而言，这样做是最完美不过的。如果吃巧克力松露能让你更为冷静，放松或是更有掌控感，那么（至少当时）你逃离了恼人的生活摩擦。就要进步或变成强壮且更能干的人这个立足点而言，你出于防御而改变初衷、分散注意力以及缺乏思维意识，这场与不良饮食的战斗你将必败无疑。你将不断地犯错。

自我对话的目的是叫你不要逃避自己的想法、情感和感受，而是紧紧抓住并理解它们，然后从根本上将其变为主动的参与成分。比起被自身被动以及条件性反射思维所掌控，你要变得主动思考，当发号施令的一方而非听从指令的一方。从今天开始，多注意自己的想法，尤其是诱发你情绪性进食的想法："我必须吃点甜食。我要吃零食。我觉得不满足。"你不能让这些伪事实扎根于心中。如果你意识到不良想法（增加情绪冲突的想法），就问问自己这些想法是真实的事实还是非真实的假想。

真实生活中的自我训练：
指正伪事实

我们深入探究一下如何运用自我对话的步骤一。从下面的例子中你就会明白不良想法有多么狡猾，也会知道保持清醒和坚定，不被伪事实或假想误导有多么重要。在你读本的故事时，要记住分离事实与假想的过程必须要与你个人的需求和风格相适应。这没有对与错，找到对自己最有效的方法。你可以从任何时间开始，比方说，你可以从询问"此刻我的感受是事实还是假想"开始。或者像本一样，从想探寻真相而保持怀疑和好奇的态度开始。最后冲动和欲望都没能掌控你，这两种方式都扮演着重要角色。

从本的冲动习惯中有所收获

本是一名年轻的单身律师，他很难控制自己冲动进食的习惯。他体形庞大，不仅有大大的将军肚，胃口也非常好。他曾和我探讨过，在他典型地处于暴饮暴食的挣扎中时，十分有必要评估自身想法的准确性。多年来，原本胡说空话、易紧张、易情绪低落的本一直在努力对自己过量且盲目的饮食说不。他是十分冲动之人，多年养成的饮食习惯（可以说成是半控制型放纵）变成了固有模式。周日晚上吃比萨的习惯就是进食问题的典型表现。本说：

碳水化合物就是根本原因。我可以轻松地吃完一份比萨，十分钟后又开始在冰箱寻找零食。我曾和女朋友开玩笑，说自己永远不知道吃饱是一种什么感觉。反正在我们上次谈话之后，我决定试着用自我对话的方式来让自己的日常更为理性——尤其是当我例行周日比萨大餐的习惯时。

上周日我坐着看球赛。我看着茶几上放着自己常吃的腊肠和意式辣香肠。幸运的是，我没有忘记我们周五的谈话，也没有忘记我时时追踪自己想法的目标。如果这场球赛是重播，我知道自己会理性进食，因此虽然犹豫，但我还是关闭了电视。与此同时，我听见自己的声音："别傻了。我必须要看这场比赛！我看电视的时候都要吃东西的。我为什么要剥夺自己这点简单的快乐呢？"

我确实按我们讨论的做了，"当前我的感受是真实还是假想？"虽然极不情愿，但我还是承认，这其实无可争辩。我本不是"必须"要看球赛。不是"必须"，而是非常强烈地"想要"。好吧，我确定这部分想法是假想，但"我为什么要剥夺自己简单的快乐"这部分想法似乎更像伪事实。当然，那确实是简单的乐趣，我也有理由享受这样的乐趣——毕竟我是一名律师。但我记得你说过，伪事实是人的假想，所以我还是让电视关着。

千万不要误会我。我一直在和想要看球赛以及吃东西的欲望做斗争。周日夜晚的比萨和电视是在我法学院念书时就养成的习惯。不过我下定决心，要更留意自己的想法，至少这一次要做到。我吃东西时一定不会看电视。因此，即便有些不适，我打开音乐并开始吃了起来。

在吃完第二片比萨后，我深吸一口气，暂停下来整理思绪。脑中的情况是这样的："好的，我做得不错，我可以继续吃，但得决定好自己要吃几片。"我意识到自己原本可以在事前做好决策的，但之前却没有做。我决定就只吃五片，冷冻三片。计划如此。在我大口咀嚼着第二片时，一切似乎完全合理。

当我吃完第五片后，我再次深呼吸，整理当时的想法。我问了自己相同的问题，只是这一次，答案有所出入。那个更具侵略性的我抗议道："别傻了！少啰唆，打开电视吧！"我傻吗？在那一刻，我明显不知道答案。我记起我们讨论过只要是滋长不良进食的任何想法，说到底都是人的假想。这帮了我大忙。我确实是在鼓励自己继续吃，而这绝不是我当初坐下来时作的打算。

我坐在那里，低头看了看剩下的三片比萨。"管它呢，就剩三片了。我要不也……"我开始思考着："啊哈，比萨正在主导我的思路。"我盖上比萨盒的盖子，以免再盯着它看——就像是关上脑海中比萨吱吱吱的声音一样。然后我问自己是不是真的还饿。我仔细想这个问题时，发现完全和饿不饿扯不上边，我根本就不饿，这实在很有意思。我不确定，我就是想尝尝那个味道，我想咀嚼、品尝、吞咽……我想沉醉于享受比萨的时刻中！不想停下来。

我有这些认识是在我有这种想法的时候："我吃完五片之后停下来和吃完一整份后停下来，二者会有什么区别吗？"两条路，吃完五片或八片，我总归会停下来。我是吃完六片会感觉更满足吗？还是七片？如果我吃了第八片还会感觉食物不够吗？不，当然不会。留下空空如也的盒子，这就是我结束的时刻。无论何时我吃完整份比萨，都会结束这场挣扎。搞定比萨后我会长叹道："啊，真是太棒了！"

但要是一块标准的比萨更小一些，只有五片而不是八片，那又会怎么样呢？我可能会在吃完五片后，看到空空如也的盒子，产生相同的满足感。我发现真相是我用外界的因素来估测自己的欲望，而不是自己内心的感受去获知什么时候足够。直到上周日前，我都一直被习惯所主宰，认为只要比萨盒里还有剩余，我就"应该"继续享受美食带来的快感。我从没想过自己是被"快感"所操控的。

虽然尴尬，但我承认自己不仅不细细咀嚼，反而直接吞下一整片比萨，就像是不快点就吃不饱一样。最让我苦恼的是我觉得自己吃东西上瘾！另一个想法冲击了我："要是比萨再大一些，不是八片而是十片甚至十二片，那会怎么样？"如果刚刚的情况是这样的话，我在吃完第八片就停下来时所面临的挑战和我刚刚吃第五片时是一样艰难的。我知道自己，可能会一直吃到自己生病。

当晚最大的真相是：我冲动成瘾的饮食行为不但不受控制，反而还像是无穷无尽一般。而且这一行为和饥饿毫无关系——就完全是为了延长快感。从新角度看待问题起到了作用。我不再将进食看成是理所当然的，反而看成是允许冲动甚至成瘾的癖好来伤害自己。

在我下次点比萨的时候，相信我，我会在坐下前就提前决定好我要吃几片。我会将剩下的包好放到冰箱里去。当我达到自己"限定值"时，就仔细检验实况，不再盯着剩下的比萨问"我应不应该吃"这个问题。事实上，在掌管失控的冲动之前，我必须给自己一个为成功奋斗的机会。如果面临的是沉迷上瘾的习惯，我知道这将要做巨大挣扎。但就像我说的，我要的不过就是一个奋斗的机会。我相信自己可以做到。

面对生活中的挣扎时，成功的一半不仅仅是要乐观积极，还要考虑实际。你可以看到，本了解自己面对的是强而有力的敌人。你也要清楚在他务实积极的决策背后，是与自身的冲动面对面较量。在你重建习惯来取代不良癖好之前，你也需要通过自身创造力来保护自己不受伤害。不计一切代价——富有创造力并不屈不挠。对吗？

打一场漂亮的仗　相信本，他已经撸起衣袖，准备好打一场漂亮的仗了。你呢？掌控体重对你有多重要呢？在你回答前，我来将问题重组一下：也就是你愿意让自己有多执着呢？

也许你犹豫不答。没关系，因为你至今还处在否认和自我欺骗的昏暗时空中——就像还没开始自我训练的贝姬和本一样。在那个时空中，你努力奋斗，但却总是失败。打胜仗的秘诀很简单，就是拒绝失败。我知道这听起来像是陈词滥调，但想想本说的"我要的不过就是一个奋斗的机会"。你所需要的奋斗的机会来自头脑清晰，而头脑清晰就和分离事实与假想紧密相关。

分清事实、假想和心理博弈　你可能会回忆起我们在第4章中谈到的心理战术，我当时举了自己和自己斗智斗勇的例子。如果你想红棋胜，那就要安排黑棋输。减肥的战术不是打败黑或红棋，而对手是由敌人带来的假想。当你疏忽地让不良饮食习惯获胜，那么你原本好好的打算就此作废。

回顾一下，一旦你看到一点曙光——比方说在本的情况中，他认识到自己并非是被饥饿主导，而是被想延长快感而产生的冲动所牵引——你就不会再对当前的情况视而不见。不会再允许假想创造出一堆托词——这些托词挟持你，让你想要获得把头埋进否认和欺骗的沙漠中的舒适感、松弛感以及愉悦感。

毫无疑问，在充满冲动和欲望的时刻，你想要分离事实与假想的企图会遭遇巨大的阻力（就像我们在本身上看到的一样）。你可以让自己逃避——无论是以思考、冲动还是渴望的形式，但是只要你开始渐渐弄清楚与心理战术息息相关的假想情况，那么所谓的客观性分离就会开始有所进展。也就是说，冲动、失控等还是会牵引着你，但你有观察和识别当前情况的能力，而这种认知能力（配合自我对话的步骤二和步骤三）会帮助你完全领悟到你有选择这一事实，你可以选择说不！

9

第二步：
对消极想法说"不"！

我没有超重，就是矮了九英寸而已。

——谢利·温特斯（Shelley Winters）

　　我喜欢园艺，每年都会种植大量的土豆，在看着它们成熟的过程中收获极大的成就感。土豆的成熟要经过三个阶段：（1）茎与枝干成长；（2）开花；（3）结出土豆。我光看着一株植物就能告诉你它处于什么成长阶段。（不幸的是今年的土豆在花期和成熟期之间出现了问题。）不过我不知道是出了什么问题。对我而言，似乎就是某一天走到菜地里，看到那儿有朵花，一周后过去看到了正在成长的土豆。从我的角度来看那三个阶段是一清二楚的，但从大自然的角度来看，我看到的只是不间断的成熟过程中的某一环。

　　自我对话是前一步和后一步相互结合的混合体，我用自己归纳的土豆成长三步骤来帮助解释如何深入理解自我对话。一旦你对每一步都熟悉和理解，你就会发现自己自然而然地将三步结合成了一个有效策略。我要重述自我对话的三个步骤：第一步是将事实与假想分离；第二步是对消极想法说"不"；第三步是学会放手并相信自我。这些步骤将自我对话的过程可视化，看作是一步紧接一步的连续事件。

分离事实与假想→对消极想法说"不"→学会放手并相信自我

当你全力对付不利环境、有害情绪以及不良习惯，甚至努力掌握对健康计划的主导权，努力走上掌控体重之路时，其实是很容易迷失方向的。而简化明了的自我对话过程可以帮你赢得一场最难的战役。

将对美味的臆想消灭在萌芽状态

我祖母有个很精妙的表达：你无法阻止鸟儿飞到你头上，但也没必要帮它在头顶筑个巢吧。当你已经被敌人绊倒多次或沉迷于臆想美味以及产生相关的渴望的时候，可能无法停止最初在你脑海中逐渐扩散并起主导作用的想法，不过即将如你所见，你可以阻止第二个、第三个想法。

请牢记，你的屈服并不是源自初始想法，而是受到如失控列车般的消极思想所侵害。你可能会认同这一观点，那就是当你被对食物强烈的渴求所主导时，理性思维总是绕道而行，特别是当臆想美味已经开始刺激到大脑的饥饿中枢之时，或是你被动地退缩，任凭假想肆意发挥而不加以主观审视之时，又或者是当你完全不留意自己的想法之时。

举下面这个餐厅的例子看看："嗯，服务员刚给另一桌上的帕马森烤鸡看起来很不错啊！我真正该点的是一份鸡扒沙律。但我想吃的是帕马森烤鸡。我不经常出来吃饭。明天更注意饮食吧。服务员！"你觉得这位顾客会点什么呢？当然是帕马森烤鸡！在臆想美味产生的那一瞬间，最初具有牵引作用的想法就诞生了："帕马森烤鸡看起来真的很美味！"

不过，要是这位顾客不是坐在那儿，任凭这份覆满芝士的炸鸡在他大脑中肆意窜行，那他能在产生第二个想法之前先坚决拒绝，又会发生什么呢？他本来就有合理的努力机会从点烤鸡变成选择与他原计划更一致的食物。这样他还会离自己终生掌控体重的目标更近一步。

在上述例子中，你可以大概了解到能快速带来结果，且连续产生的三个想法是如何显得具有说服力的：

· 我真的感到想吃帕马森烤鸡。

· 我不经常出来吃饭。

· 我明天会更注意饮食。

自我训练反思

在臆想美味的时候，你犹豫得越久就越可能破坏自己原本好的出发点。相反，你越快对臆想美味作出反馈就越可能避免失误。阻止欲望就是越早斩断消极想法越好，最好是在消极想法扩散之前。

回忆上一章中的自我训练小贴士：任何诱惑并鼓励你改变初衷，胡乱进食的想法都可被视为假想。你的初衷是唯一真实的东西，因此，与你初衷相悖的想法全部可以视为假想。

当你知道自己一些想法与初衷相违背时，它们也许会和冲动想法一样具有说服力（诱惑力），你必须抵制。如果你成功管住大脑胜过嘴，那在初始起触发作用的想法开始深入思维之前就必须尽快果断地采取强有力的行动，而不是等到已经臆想美味十分钟之后。

在出现臆想美味的初始信号时，要让自己牢记消极想法可能很快就会接踵而来，这是你可以立刻使用的步骤：

意识到你的内心对话→第一步，分离事实与假想→第二步，对消极想法说"不"

如果没有识破初期美味臆想的诡计，将会导致抵抗诱惑的能力下降。阻止这种情况发生的关键是不丢失理性，坚持良好的意图。但在多数低意识的本能想法滋长不良欲望和冲动的情况下，又怎么可能呢？如果这是关键，那么有可能抓住早期具有诱发作用的想法吗？有。因为正如你在上一章中学到的一样，这些不受控制的想法是低意识的，而不是无意识的。在早期将其消灭在萌芽状态，找对心理定向，你就会知道所有的想法很容易受意识启发的影响。一旦你意识到它们，就将是一场全新的赛事。

锻炼自我意识肌肉

试试这一小实验：偶尔在任意的日子中，停下手头的所有事情，仔细审视自己的想法。打个比方，你可能正在洗碗，犹豫几秒后知道自己正悠闲地想接着上瑜伽课。你并没有犹豫是否要仔细审查这一想法，它可能已经不知不觉消失了。重点是回过头来审视意识时，你会更加意识到自己大脑中流露了哪些想法。你可能会回忆起第1章中说的，思维就像是潺潺溪流，总是让我们从不同层次进行思考。在不留意之时，意识之流仿佛有生命一般。（回忆上一章讨论过的白日梦与夜晚做梦。）这条河流中，流动着各种各样的渴望、幻想、务实，当然还有不良的具有触发作用的想法。

从现在开始多注意你的想法，锻炼自我意识肌肉，尤其是当你：

- 饥饿时
- 压力大时
- 无聊时
- 看电视时（或从事其他分散注意力的活动时）
- 情绪低落或焦虑时
- 在餐厅或是准备去餐厅时
- 肚子咕咕作响时

- 独自一人或是感觉孤单时
- 看到或闻到能让你产生联想或安慰感的食物
- 喝酒之后
- 深夜备感疲惫之时
- 可以吃零食之时

根据行为心理学的刺激反应理论，人的行为其实是对环境刺激作出的反应。上述清单代表一些典型的刺激，如果你对它们是采取被动的方式，那么回应的结果一定是不良进食。对那些让你总深受其害的潜在刺激，你只有采取更为主动感知意识的方式，才能开始从被动方转变为掌控方。

探讨自我对话的好处

当你对美食的幻想向好的初衷妥协时，判断力和决心在最好的情况下还是很可能变得阴云密布。自我对话的目的是将你置于意识之流的主动地位，从而阻止你于临界时刻产生的强烈欲望。臆想美味产生的冲动能否变成最后真正的进食，这取决于你是否让假想汲取足够的能量来操控你。当你向假想妥协时，欲望便会开足马力将理性甩得远远的。

起初你可能会受诱惑而忽视甚至无视第一步的重要性。千万不要这样做。如果在理性被不良想法甩得远远的之前，你先努力将真正的事实与扭曲的假想分离开来，那么就会阻止低意识的臆想美味继续发展，将自己置于拥有选择权的主动地位，并且与理性紧密相连。将第一步看成是自己精神上的清醒，让自己从令人眩晕的冲动旋涡中解放出来，从而引导自己的想法有效地进行第二步。坚定真正的目标是第二步的关键，要在自己失控前就离失控想法远远的。

自我对话会让你清楚自己并非无能为力。无力之人是毫无选择的，而你有选择权。在下一章我们会介绍第三步——学会放手，相信自我。鉴于第一步确定想法，第二步阻止消极不良想法，那么第三步就是让你回归所谓正常的生活，也就是生活中不存在难以抑制的冲动欲望。

单一的自我对话并不能摆脱未来的挣扎，这和它对于成功地把自己从不良饮食习惯中解放出来同样重要。只有重建习惯才能消除未来的挣扎。回忆第1章中的习惯重建是消除与替代的过程，在消除不良的陈旧饮食（或思考）模式后，不但要用与目标和愿望一致的习惯来代替，还要对饮食树立全新的观念。认识到自我对话要与整个习惯重建计划协调工作，这是十分重要的。从这个方面来想一下：自我对话让你每次在正在进行的饮食之战中取胜，而自我训练则让你重建习惯，在掌控体重之战中取胜。

在具体谈论如何对不良想法说"不"之前，指出自我对话是后天可习得的技巧是很重要的。不要因为早期的情绪低落而退却。在填饱肚子，不再受制于狂热欲望之后，更容易看透伪真相、合理化以及借口的阴霾，这是毫无疑问的。然而，为了有效进行自我对话并阻止冲动的失控想法，你必须要在沉溺于冲动欲望带来的痛苦挣扎时，学会保持专注力并保持思维清晰。怎么做到呢？练习，练习，练习。

规避冲动想法的方法

大多数人总是回避与不良习惯相关的简单真相，从而让自己深受其害。你可能会回想起那些感觉自己无能为力的受害者，因为他们认为自己没有选择——毫无选择就只好屈服于比决心更强的压倒性之力。事实上感觉自己无能为力根本就不真实。（记住，感觉不是真相。）那是错误知觉。真相是你并非毫无力量。产生无力感的错觉其实是人主导的上瘾和冲动的本能在作怪。

在继续发展之前，上述关于无力感的讨论必须基于一个先决条件：即使你有力量，一旦任由臆想美味发展直到你屈服，那么对于所有的意图和目的，你都已经变得相对无力了。当酗酒之人喝酒，吸毒之人沉迷于兴奋，嗜食巧克力者咬下夹心蛋糕时，他们都已经过了自己的临界时刻。当你挣扎于是否投降于让你上瘾的饮食时，事实上此刻你是相对无力的。

在此解释一下为什么相对无力和完全无力是不一样的。我们假设你正陷入对巧克力的放纵之中。如果一辆警车——警灯闪烁，警笛长鸣——停在你家车库出口，你认为会发生什么呢？如果你真的毫无力量，警察便不得不在车库出口等到你结束放纵开车出来。但我认为你丢下巧克力跑到门口是完全没有问题的。关键是不要认为自己是真的无力，千万不要。

> **自我训练反思**
> 你是有力抵抗食物诱惑的——尽管在面对某些引发食欲的特定食物时，你可能会觉得相对无力。

一旦你在临界点远离理性思考，让冲动助长相对无力，那么你就很快无力挽救局面。因此，战斗并不是在你远离临界点步入非理性后才开始，这时候你并不能有力地战斗。你的战斗从来都是也必将是在初始臆想美味的时刻打响，那时候意志力还只是刚开始被挟持。毫无疑问，这时候你就要说"不"！

> **自我训练反思**
> 你不可能在每场与食物的战斗中都取胜。因此，即便暂时失败，你也要像胜利者一样开始思考。胜者总是将挫折视为学习和进步的跳板，以此来为下次战斗作好准备。在坚持乐观心态时，每次无论正面还是负面的经历，都是锻炼自律肌肉的好机会。

说"不"的力量

我们来消除你不能说"不"的谎言吧。我要求你留意自己每天通过说"不"所作出的决定。下列例子可能是你曾有过的想法（以及你可能的回答）：

- 我要是再不起床就要迟到了，我就再睡五分钟。"不，立马起床！"
- 我知道已经超支了，但这双鞋是我一直梦寐以求的呀。"不，别乱花钱！"
- 我一会儿来洗碗。"不，现在就洗！"
- 我一会儿再算账单。"不，立马坐下，现在就算！"
- 我想完成那份报告，但这部电影真的太好看了。"不！关掉电视，立刻开始！"
- 下雨了，我不想带狗狗去散步。"不，起来去遛狗！"

有一点要注意，你可能会觉得说"不"不是你的心理词汇，尤其是在你情绪低落或是过度焦虑之时。如果情况是这样，那么你可能想在继续之前先建立自信。你可以通过许多方式来做到。我记得曾与我共同工作的女同事有过更具创造性的解决方式，她对着镜子一遍一遍地说"不"。她觉得这让她充满力量。

说"不"是一种后天习得的习惯，你也许只需要一些简单的练习。无论冲突多小，你的目标都是踩下任何消极冲动的刹车踏板。如果你坚持下去，就会适时发现，对不好的事情说"不"会对你的情绪带来非常积极的影响，更重要的是，还能建立自信。

从现在开始，多多注意自己每天作的决定吧。你可能会惊喜地发现，在生活的某些方面，自己能有意识地运用适当的意志力和自律。你可以对冲动、懒惰等说"不"。你已经习得自律的语言。你总是在对自己说"不",所以不要假装自己不会说,而要开始意识到你需要增强自己这项技能,并将其运用到对抗不良饮食习惯中。

那么你如何增强技能呢?正如本章开始提到的:练习,练习,练习。从今天开始,所有的事情——与食物相关或无关——练习对所有有害、自我放纵以及懒惰之事说"不"。但是现在开始都是有意识地拒绝。成功一次就记录一次,那便是在锻炼自律肌肉。如果你正在使用日记(在第5章中讨论过,强烈推荐使用),将成功和自律的经历记录下来也无妨。这时你就可以增强自律和力量来设定更乐观的期望了。每次你成功将自己拽回原计划之途,便是在学习对自己而言十分关键的东西:你有力量说"不"这一事实。

毫无疑问,在你减肥生涯中已经尝试了无数次说"不",但因为你没有把每次的成功作为建立自信的组件,最后这些主张都被浪费了。通常一个人的自律肌肉萎缩后,他处于变弱的状态,那么就会觉得无力。但变弱的肌肉只需要好好锻炼,你是可以做到的。

意识到自己的力量可以锻炼变弱的自律肌肉。如果你这样念叨并告诉自己"我没有力量",不要相信,你有力量。想要过上你想要并应有的生活,拥有拒绝任何有害事件的能力也许是最重要的一步。从今天开始,从所做的每件事来锻炼自己,而不仅仅是在面对不良饮食习惯的时候。坚持下去，你就会看到掌权、自律以及自重最终都会在你的新生活中占一席之地。

将"不"可视化

此时你所读到的一切都适合于锻炼你说"不"的肌肉，避免考虑欠佳而陷入不良饮食习惯中去。不幸的是有时即便你尽最大努力，无意中还是让有害的消极想法停留了过长时间。这些时刻就是在容许臆想美味让你远离临界点，最终以只听得见冲动之音告终。这确实会发生。但即使在已经妥协的情况下，你依旧可以踩下紧急刹车来阻止自己听从消极的想法，这种强有力的力量被称之为可视化。

我们来假设你面对一些小点心的诱惑。在你感觉脑海中即将产生巨大风暴时，毅然使用步骤一的方法快速作出评价：真相是什么？假想是什么？当你明白自己"不得不"吃零食的感觉并不是事实时，便会感到清楚了很多。真相是你根本就不饿。一切是被无聊和臆想美味所操控，不幸的是冲动之风在将你的想法从真实变成伪真实的时候忽视了这一简单真相。所以当你伸手取自我训练的工具箱，在一切太晚之前下定决心要对这些伪真实想法说"不"。唉，你还是处在训练的初始阶段，自律肌肉只是可以稍微抵抗一下不良想法。你开始踌躇。

在你的自律肌肉积聚最大能力之前，会有一个强有力的工具在紧要关头帮你反败为胜：可视化。可视化是指你为了阻止失控思维的特定目的所创造的心理画面。你可以提前想好这一画面，将其置于你自我训练工具箱中，这样你随时可用。通过可视化地创造和互动——本质上是通过让你大脑的不同部分开始掌控——你将不良思想有效地抵消，就会发现，通过完全跳出自己内心不良的对话（古老的天使—恶魔之辩）并将其可视化，你可以完全地从占主导地位的冲动性不良思维的摇摆不定中解放出来。

你在定制自我训练工具箱时，应该具有创造力，开发属于自己的画面，从而让其对你起到极大作用。不过，为了让你清楚情况，我在此分享两个可视化的例子。我第一次提到这两个例子是在《自我训练：改变焦虑和抑郁的习惯》《改变自己：心理健康自我训练》中，你可能可以借鉴，因为这两本书这些年来都已经成功帮助了许多病人。

拉下紧急制动　电影中的英雄如果想让火车紧急制动，只需要抓住并拉下从顶上悬挂下来的紧急刹车手柄即可。当你的想法开始失控时，在脑海中让自己看到明亮鲜红的把手（现在闭上眼睛几秒钟去看把手）并动手拉下来。接着用力地在强化信念之处说"停"！把不良想法看成是一辆失控的火车不顾一切地沿着一条称之为冲动的轨道倾斜俯冲。你的工作是在火车获得更多的动力之前将其停下来。如果你可以看见这一画面，花点时间充实整个场景：看到在火车上的自己抬手猛然拉下把手，并说"不"！当思想停在无害之处时，你可能才真正开始感觉到车轮摩擦发出刺耳的声音。

当你沉溺在冲动的混乱时刻时，简单便利的可视化是你远离不良想法导致脱轨的通行证。有时候，由于不良想法会快速获得能量，所以根本没有辩论的时间。需要行动起来。但是一定要记住，无论自律肌肉多强壮，你都绝对不知道柔弱或诱惑会在什么时候跑到你的意识中去。正如你所知，冲动过于强大且势不可挡时，根本没有反应或重组的时间。这时候可视化就可以派上用场了。一旦时机合适，可视化并不要求任何反馈或沉思，而只要快速有效地回想就能阻止你的不良想法。

改变频道　很多病人发现和拉下紧急制动同样有效的另一可视化是改变频道。这种便利有效的方法稍微与拉下紧急制动有所不同。改变频道是让你重新审视和定义自己糟糕的想法，而不是对冲动说"不"。

假如你正在看晚间新闻。新闻主播正在播报一条与全球变暖相关的启示报告。你坐在沙发上意识到所观看的内容让自己感到焦虑。当你继续看时，发现自己越发心烦意乱。最终你下定决心说道："够了！"然后猛按遥控器按键，另一频道在播第二次世界大战。接着按，看到重金属音乐影片。一直按，最后在搜索一会儿后偶然看见一个在探索加勒比海岛屿的节目，你开始放松。

如图9.1所示，每个电视频道都代表你可能产生的多种思想：情绪低落（悲观主义频道），意气昂扬（乐观主义频道）等。你看电视的习惯和听脑中声音的习惯并无差别。不喜欢你在想的东西？那就换频道。你的本我意识很大程度上受到你看到或听到的脑海中的情况影响，所以为了听见更合适的广播，可以通过换频道的方法，简单地将自己按心理遥控器按键的过程形象化。

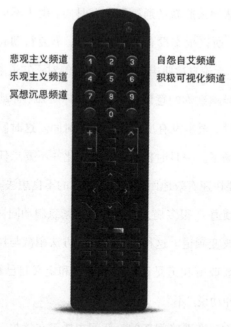

图 9.1 自我训练的遥控器示例

真实生活中的自我训练：
利用"是的"的力量

涉及减肥和控制重量的问题时，我们常常从负面来关注自律肌肉的训练。"不，我不会吃！"或者是"省省吧，我不能吃甜点。"正如威尔·罗杰斯（Will Rogers）曾经嘲弄道："如果你发现自己已经身处洞中，就别再深挖了。"——我们不要忘记锻炼自律肌肉另一个同样强大的方面：肯定主张的力量。"是的，我可以做到！"这和坚持立场、停止自身心理受侵蚀同等重要。

当然，说"不"让人更有力量。当说"是"会帮你理解意图，会在你想乐观积极时给你动力。所以要对不良饮食习惯说"不"，而对拥抱希望、梦想和改变的可能性说"是"。

从瑞克的内疚中有所收获

38岁的瑞克是一名销售员，他可能就是我们称之为"吃货"的那类人。尽管他并不隐藏自己无法控制地嗜吃零食这一事实，但他在人前就是控制不住。当我问相关问题时，他羞怯地说感觉自己很尴尬，不仅仅是因为感觉自己失控，而是因为："我让自己就像头猪一样。"在思考一会儿后，他补充道："即便在我独处的时候，我都觉得自己丢人。"

在对瑞克进行数周的治疗后，我给他介绍可视化的方法，之后他决定在窘境中开始采用换频道的方式。这一过程在初期有点坎坷，直到他无意中明白了说"是"的力量。他在日记中写道：

上周末，我的妻子带着孩子们去拜访他们的外婆，他们的车刚走，我就开始在家里到处找食物。我记起几周前因为孩子喉痛，妻子顺便买了份巧克力薄荷冰激凌，还没开封过呢，这让我欣喜若狂。幸运的是我开始意识到自己目前处在嗜食频道，所以我必须赶快换频道！

我故意换到度假频道，开始想象这个夏天我可以做什么。无奈的是我并没有坚持多久就调回了嗜食频道。我试过许多其他频道，但我记得之后换频道的想法变得十分站不住脚。现在我在写日记的时候意识到，自己处于熟悉的状态：否认！不过那一刻我想过，"我在骗谁？"当我循着在脑海中打转的对冰激凌的臆想走向厨房的时候，我知道自己是在装样子，这是拖延必然产生的结果。

在拿出一夸脱的冰激凌时，我十分惊讶，自己深受内疚感的折磨。我觉得自己像是拿了不该拿的东西的小偷。更准确地说，我觉得自己像偷拿妈妈藏起来的东西的小孩。当然，我试过"改变频道"等。但真相是我最多进行了半真心的尝试。我认为这是自己想将嗜食行为合理化的方式："看吧，我试过了，但没有效果。"

我猜这应该就是在犯错误，或者可能是再次暴露自己曾经可悲的一面。不管是什么，我都停了下来，放下冰激凌，决定更约束自己，再次进行尝试。我慎重地将频道换回度假频道，不过这一次我不会再忽视它。我真正地融入进去。我想我会买新的冲浪板，也许还要有更齐全的渔具箱……

我决定行动前，在度假频道停留了一到两分钟。因为自己掌控遥控器，所以我决定创建遗愿清单频道——我死前想做的所有事情。时光流逝着，我会在非洲探险旅行摄影，去加拉巴哥群岛来一趟短途旅行，在加勒比海租一艘帆船出海，到阿拉斯加暂住，这些时候我都是比现在瘦二十五磅的。是的！

当我陷入自己的幻想时，碰巧低头看到冰激凌已经化了，这着实让我惊讶！连同我对食物的欲望一起完全融化了。

尽管我们只在治疗上花了一个月，可瑞克的经历却取得了突破性进展。正如你之前所读到的，习惯是十分顽固的，很难改变。不过有时候许多困扰我们的不良习惯并没有想象中那么强大。有时候所需要的不过就是视角的转变。在多年的秘密嗜食、感觉失控以及仿佛胃里存在内疚的心结之后，瑞克顿悟了。他突然意识到自己可以有选择——选择开始让自己的感觉好些。

想象你用锤子和凿子敲了一堵石墙很多年，在某一时刻单是用锤子就将其摧毁了。对瑞克而言，改变频道就是推倒阻碍之墙的那把锤子。

发挥可视化的最大功效

瑞克的可视化经历并不常见。从真正意义上来说，你从可视化工具（就此而言或本书提到的其他工具）中得到的其实就是你投入的。如果你只是随意地投资自己，那其实只是在哄骗自己。瑞克曾试过骗自己说自己是"好孩子"。（"看，我努力了，不过没有效果。"）说一下这个错综复杂的伪事实。

如果你想将可视化的力量最大化，或是提升自己拒绝冲动的能力，那么三心二意的想法是不会见效的。拒绝任何消极事物都要真诚、有决心，甚至有时候在作大胆的决定坚持立场的同时，还要利用说"是"的力量——相信自己可以并会忠实于目标。

下一章会向你介绍自我对话的最后一步，学会放手并信任自我。识别真假和停止消极想法完全是两码事，与消极想法的斗争会消耗大量的精力。不过当你学会放手的时候，斗争也就此结束，你不再身陷其中。所以现在就正如别人说的，是时候该敲定这桩交易了。

10

第三步：

学会放手　信任自我

这世上也许没有什么比节食最初的四小时更能产生虚假的希望了。

——但·班尼特（Dan Bennett）

在这里情况变得让人兴奋起来。你即将看到第一步和第二步是如何为重要的最后一步谱写价值非凡的前奏的，第三步是学会放手，相信自我。要放弃有害消极的冲动性想法。简单来说，信任自我就是愿意相信自己以及自己拥有处理生活难题的智慧。缺乏自信只会让人缺乏安全感、自我怀疑和消极待物，而自信满满则可以让人掌控人生。无奈的真相是除非你能将自我对话贯彻始终——通过放弃那些冲动欲望和烦人渴求带来的混乱想法——否则你会继续受到影响。正如你从经验中所得知的一样，如果时间够久，没完没了的欲望终会将你引入厨房。学会放手，培养自信的态度不仅能保证你坚定立场抵制诱惑，还能让你从中真正解脱出来，由此消除挣扎。自我对话的终极目标就是学会放弃，培养自信，这也是自我训练中达到重建习惯这一目标不可或缺的组成部分。

无论何时臆想美味进一步发展成冲动想法，你都要意识到此时的自己不再成熟和理性。你变成了破坏者，毁掉原本的计划，以对食物失控的欲望取而代之。当你从"我想吃一片派"变成"我不得不吃那片派"时已经过了临界点，即将受欲望所害。所有的混合起来就是导致欲望加剧的情绪层面的紧张和压迫。在某种意义上，此时的欲望是对自我的消耗。弄清楚除非将自我对话贯彻始终，不然你依旧会处于危险境地（即便你已经成功地用过步骤一和步骤二，并停止了堕落），这就是为何第三步如此重要的原因。

远离挣扎

对不良想法的放手可以解放自己，这听起来不错吧。可是怎么做呢？也许描述放手过程的最佳方式是将其与自己尝试沉思时所发生的情况作比较。如果你尝试过冥想，就知道要把注意力集中在呼吸和冥想上，说时容易做时难。我记得在我第一次尝试冥想时，仔细地关注呼吸，努力厘清思路。但仅仅几秒钟后，脑海中就跳出一个想法，让我不要忘记今天给保险公司打电话。哎呀！回到呼吸上去。几秒钟之后，又在想她让我读的那本书叫什么名字来着？讨厌！回到呼吸上去。你明白了吧，放弃想法并不是自然而然的经历，事实上反而是非常不自然的经历。你可以回忆在第8章所提到过的，我的瑜伽老师对待分心是这样说的："要做到沉思，就必须要驯服内心的野猴。"

我们在第1章中讨论过要走出不良思想的河流。对于学习沉思，这仍是恰当的暗喻。人正常的意识就是始终长存的思想之流（你可能与之协调或不协调）。当你努力想逃开这条河流时，你会遇到阻碍的简单原因是你曾是该河流的一部分——你的习惯。传统沉思的训练是通过关注呼吸和念咒语来让注意力集中，从而让你从正常的思维想法中脱离开来。

最开始就和我在瑜伽练习中说的一样，入侵想法（也叫"野猴喧闹"）每几秒就会干扰一次。这让人很苦恼。但通过练习，关注呼吸与入侵想法之间的时间间隔在增加。要不了多久，注意力集中在呼吸上不被打断的时间就从最开始只有五秒钟增加到三十秒、一分钟、十分钟，等等。今天，我的冥想训练时间已经升至一个小时了。（无论你是否选择尝试本章接下来会讨论到的沉思的方法）对你来说重点是你可以打断或从任何的想法中跳开，尤其是由冲动和非自愿所带来的想法。正如刚刚提到的，消极意识流持续的时间越长，流动就会变得越来越快，越来越危险。一旦你超出临界点便会被冲动击败。这就是步骤二如此关键的原因。斩断不良想法的流动，便是让自己有最大可能进入下一步：学会放手，信任自我。

涉及放弃不良想法这一问题时，是与练习冥想不一样的。

你没必要清除自己所有的想法，只需要清除与冲动非自愿相关的想法即可。一旦你走出不良想法之流，那便是成功。但要注意：你必须是完全走出这条河流。半进半出的想法是不行的。比方说，如果你手里紧握着某样东西，你光是想扔掉它是扔不掉的，只有完全放手才能扔掉。轮到不良想法的问题时，任何不完全的放手都会让你重回混乱中去。

要完全放弃不良想法的关键与冥想相同，那就是不断地练习。预料到起初会遇到小小的挫败，这在习惯重建中是很常见的。保持不懈和保持动力的关键是不允许自己被蒙蔽而得出错误的结论，认为自己是毫无力量的受害者。你并不是！

当你成功放手后就会清楚这个道理，因为你会产生毫无冲突矛盾，彻底解放的感觉。与之一起，一旦你摸清放手（记住这里是指彻底放手）的窍门，远离欲望或冲动时经历真实无拘束的前进状态，就会加足马力，继续打出一场漂亮的仗。但一定要清楚现实，知道自己与这些想法的挣扎是要费一定力气的（就像我最初和冥想所做的尝试一样）。现实一点，也要耐心一点。但只要坚持和坚定，到时候你不仅能摸清窍门，还会开始感到放手变得十分轻松。当你握着某个东西时，手的紧张是因为你的握力，而不是放手。

连续出击

尽管自我对话的三步骤都十分重要，但你会发现步骤一与步骤二、步骤三有本质上的差别。步骤一是沉思性的，要求你仔细审阅自己的想法和观点是事实还是假想，而步骤二和步骤三要求你实实在在地面对敌人。当谈到坚持到底，让自己从冲动欲望引发的情绪混乱中解脱出来这一问题时，你会发现，将步骤二与步骤三结合起来，抑制顽固的欲望会产生连续出击的效果。

为了帮你理解这两步之间必要的结合，你可能发现一些简单的小警句如"停下！""丢弃！"等都会带来巨大的差别。从现在开始，当你开始感觉被冲动、欲望以及难以抑制的犯瘾所迷惑时，要担起责任，告诉自己，"停下！""丢弃！"，从而让自己坚定自信地保持专注。通过这简单的四个字，你就将学会停下消极想法这列失控列车（步骤二），并将其抛弃（步骤三）。停止并丢弃！

涉及不良的消极想法，尤其是处于战斗激烈进行时，你经常会发现少即是多。"停止！""丢弃！"这四个字就会消除任何的争辩、解释以及矛盾。某些字眼会有这种力量的原因是我们的条件反射。"停止！""前进！""开火！""注意！"，这些感叹句是有重大关联的，它们能立刻唤起人的反应动作，没有多余，即便有，也是人的认知。

这些年来，无论何时我们听见某些指令，都习惯于不作思考便条件反射般地遵从。比如说你和朋友走在路上，快要过马路的时候朋友大叫了一声"停下来！"你在思考之前立马会停下来，就仿佛你的身旁突然快速开过一辆不可见的出租车似的。同样的，在你成长的过程中，你父母看见你从路边捡起脏东西的时候肯定告诉你："丢掉！"这些指令就可以打断你的行为。

结合步骤二和步骤三——"停止！""丢弃！"——那从某种意义上而言，你就是能管住内心想要堕落的孩子的父母。记住，小孩子是任性的，而你成年人的潜质不仅代表着理性和意向性，而且还是你诉诸权威，干涉并推翻我称之为冲动的孩童惯性思维的源泉。

弄清楚孩童惯性思维

如果你想掌控内心的对话，就要注意到自己的想法似乎都是对生活情况寻常的反应，让我们来看看，如："我是该现在还是一会儿再打电话呢？"或者，"我是真的需要出去走走，锻炼锻炼。"另外的想法并非如此客观或成熟。尤其是涉及与不良饮食相关的想法时："我一整天不吃甜食是不可能的！或者，这个欲望我忍不住了……忍受不了……忍受不了！"为了让自己从挣扎中解放出来，最开始就必须要将自己从孩童惯性思维中解放出来。

孩童惯性思维的起源是在成长时期就建立的。在那一时期，你被冲动牵引，而且（取决于你的父母）要么娇宠过甚，要么否认事实。无论哪种方式，作为孩童的你都是被避免痛苦，寻求快乐的需求牵引。当面对食物的时候，快乐大概就是咸甜大餐（以薯片或棒棒糖的形式出现），痛苦可能就是苦味儿（以花椰菜或芽甘蓝的形式出现）。

在任性寻求快乐的孩童时代过去后，孩童惯性思维成了遗留问题。不幸的是这些早年间的痕迹会变成习惯，影响现在的生活。这些习惯不仅会让你消耗精力来满足日常渴求，还会让你在要求被拒绝或剥夺后跺脚发脾气。你仔细听听自己是如何回应所有想要约束渴望的初次尝试的。你是不是这样告诉自己的："为什么我要受苦？这不公平！"或者是这样，"别人都吃甜食，为什么我不吃？"你注意到这些抱怨和本能想法的本质了吗？这些听起来像孩子说的话似的，对吧？这就是我称之为孩童惯性思维的原因。我们的孩童时期都有遗留问题，但并不意味着你还是孩子。这只意味着你需要注意这些惯性思维对你当前想法产生的影响。你越是意识不到自己的孩童惯性思维，就越可能被它所掌控。

克服孩童惯性思维

进一步意识到孩童惯性思维，在运用"停止""丢弃"的方式来阻止这种思维方面，你会处于更有利的地位。无论你是有意识还是无意识地认同自己的孩童惯性思维，都是有意地破坏了自己与成熟意图之间的关系。通过简单地注意到某些想法和情绪是如孩童般的本能，开始将自己与之分离开，从而变得不太容易受到影响和感染。当你发现自己沉沦在孩童思维中时，你要告诫自己，关爱孩子的父母会通过命令孩子"停止！""丢弃！"来保护孩子不受伤害，你也一样。

> **自我训练小贴士**
> 在日记中规律地记下自己的任何孩童惯性思维，这倒是个不错的想法。当你培养意识时，可不只是让自己的想法远离孩童时期的影响那么简单。

无论你对于有安慰性的食物是冲动、渴求、难抑的瘾或是情感渴望，一旦抛弃成熟的潜质，将自己交给本能的孩童思维，那么这场战斗就失败了。不过如今在你自我训练的工具箱中又多了另外的方法，这一方法能快速打断冲动的恶性循环。现在就用父母般严厉的声音告诫自己："停止！""丢弃！"不要在矛盾中优柔寡断了，立刻"停止！""丢弃！"

> **停止！丢弃！可视化工具**
> 你可能可以通过可视化这种简单的工具来练习"停止—丢弃"咒语。你手里拿着坚不可摧的东西，开始在房间里踱步。在某一时刻，一个指挥的声音说道："停下！"，然后你就停下步子。接着说道"丢弃！"，你放手并将手里的东西丢下。就这样做三四次。（你可能会忍不住只想做可视化这个训练，但我向你保证，真正地去做会让你留下更深刻的印象。）
> 当下一次你发现自己努力想脱离欲望时，你就想象自己在走路，然后停下来，最后扔掉手里的东西。当这样做的时候，就会记得当时东西从手中掉落的真实感觉。你可以回忆第9章中说到的可视化的强大力量。你也许会兴奋地发现，这简单的可视化工具居然对你如此有用。

真实生活中的自我训练：
改变内心对话的频道

第9章中我们看到了瑞克是如何成功运用转换频道来拒绝不良消极想法的。为了阻止自己即将进入乱进食的紧要关头，他在利用正面能量的同时还运用了转换频道这一工具。现在，我们看看改变频道的方法是如何做到只往前延伸一点点，就让人拥有学会放手、信任自我的观念的。将这一方法视为自我训练的另一种工具。本书中所有的方法都取决于你的安排、结合以及依照自己的需求进行更改。下面有一个令人兴奋的案例。

从弗兰的可视化方法中有所收获

40岁的接待员弗兰发现，转换频道的方法让她免于受到欲望的不断侵害。事实上，她提取本质，从具有创造力的个人角度去运用这一方法。她也机智地使用"停止！丢弃！"方法的自我版本来让内心的斗争免于换来换去，一会儿这个频道，一会儿又回到原来频道。（"停止！""放弃！"换台。"停止！""放弃！"再换。）这也是我让她在此写下自己经历的原因：

几个月以前，我会告诉你我是毫无自律性的。就好像我永远无法抵制垃圾食品似的。我称自己为食品瘾君子——我的行为也确实很像。我得知了你吸引人的建议——改变频道。刚开始，我想看看自己这台电视有多少频道。我知道有食物上瘾频道:"我必须吃东西,现在!"也有自责频道:"我真是扶不起的阿斗,也不会瘦下去。"在我们对第一步的讨论中,我决定增加第三个频道——真相频道。我知道自己需要第四个频道让自己冷静下来,所以就将第四个频道称为平静频道。

我好奇地想知道这种可视化工具会带来什么。清楚地建立我自己的遥控器让我更能意识到自己的想法。共有四个频道供我选择,我发现自己要做的就是厘清思路,决定好自己想要收看哪个频道,没过多久我便周旋在自责和上瘾频道上。但是此时我积极地可视化,我拿到了遥控器并改变了频道。我选择了平静频道,深呼吸后开始把注意力放在放松脖子和肩膀上。这实在太有帮助了!

自信满满的我决定换回上瘾频道去——就是为了证明我自己可以随意切换。我就把它当成一场游戏。但是我转换的次数越多,我意识到自己的想法越不受自己掌控。要是我选自己想看的频道又会怎么样呢?

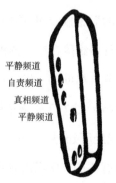

平静频道
自责频道
真相频道
平静频道

图10.1　弗兰的遥控器

弗兰是自己赋予自己权力。如果你要定制自己的遥控器，那么你会有什么频道呢？在你尝试采取这种方法之前，需要更全面地弄清楚弗兰行为的其他方面。为了完全接受改变频道和放手去做的观念，你要先练习在消极和积极之间来回转换。这种简单的方法会表明你绝没有必要做自己思想的俘虏。

消极频道转换到积极频道
（再切换）

有时候让你感受到放弃不良想法是件多么简单的事会对你有所帮助。下面会让你练习从消极转换为积极——然后再转回来，直到你不再害怕消极想法，因为你可以轻易消除它们。一旦你熟悉它，那你就有了可靠的方法将自己从消极的混乱中解脱出来。

你想一件最近发生的带来消极情绪的事情（例如：你可能不能如愿加薪，或者你可能屈服于失控的暴饮暴食了）。接着你想一件带来积极情绪的事情（例如去年夏天沿着沙滩散步，或是昨晚舒服地躺在床上听见雨滴落在屋顶淅淅沥沥的声音。）——任何让你感觉良好的事情都可以。找一张白纸，在一边写下带来消极情绪的经历，在另一边写下带来积极情绪的经历。

现在看着你的消极经历15秒，注意力就只集中在该想法上。只要是和该消极经历有关的，任意内容你都可以想。15秒后，把纸翻面，强制让自己就想积极的经历，不想别的。脑海中可以装满与之相关的所有感觉。刚开始这样的行为可能会需要多加练习和耐性。

一旦你掌握了从消极转换为积极的窍门，尝试一下：从看着消极经历开始，让自己脑海中填满消极想法。然后在某一时刻快速翻转纸张，转变成积极想法。在你不断练习并取得进步时，你教会自己在随意某个时刻将消极想法停止下来，转换成积极想法。

这一方法的目的是告诉你，你可以随意改变频道，放弃由冲动主导的不良想法。只要你意识到改变频道（放弃）是何等简单和有效，你就会明白赋予自己权力的真正意义。好消息是那比按下想象中的遥控器的换台键要简单。不喜欢你脑海中混乱的情况？那就换到"停止！丢弃！"频道去吧。

学会让自己平静

并不是所有人都愿意尝试冥想，但是如果你碰巧感兴趣（或好奇），将冥想放入自我训练的工具箱（或者可能在选择清单里加入冥想频道）。下面简单地概述如何开始训练这一十分有价值的技能。无论出于何种原因，如果冥想对你没有吸引力，那我强烈建议你至少要读完这篇文字，即便只是收获对待放弃消极想法的其他视角。

把冥想描述成是让自己学会平静的练习，这种说法恰到好处。如果你正卷入欲望、冲动和不甘愿之中，学习让自己平静下来就可以证明你不受自己的想法左右。这里有一个简单直接的方式将冥想与日常生活结合在一起。稍作了解你就更懂得保持平静，从而轻易转换到冥想频道，感受到紧张感和压力的直接减轻，随后冲突得以平息。好消息是一天中你只需要花几分钟时间，就能知道终止消极想法是多么容易做到的事。

　　冥想的第一条规则：切勿过度。如果你过分努力，将会以挫败告终，还更可能会放弃练习。所以开始的时候慢慢来。如果你产生挫败感或是感到不适，立马停止。从一开始你的体验都要是积极和有助情绪恢复的，而非压力颇大的。当涉及体验放手的观念时，最初一两分钟就足够了。你最后可能还想探索冥想无限的好处。如果是这样，你可以将时间慢慢增加到十五分钟、半小时甚至更长。但我必须警告你：如果你对待冥想带着西方典型的求胜心理，认为付出一定有收获，那你会摧毁冥想的目的和潜在好处。

　　其次，要找到舒适的坐处。如果你坐在地板上，可能会发现在屁股下放上垫子会有所帮助。（如果觉得坐在地板上有困难，那么直背椅子也是很好的选择。）如果可以，将你的大腿交叉，双手置于大腿或膝盖上，肩、手以及大臂都处于放松状态。当你开始舒适的坐姿时，你可以闭上眼睛或找一个聚焦点，比如说蜡烛或其他具体的参考点。（如果你选择蜡烛，我发现完全闭上眼睛，让自己能明显感觉到蜡烛的光线，这十分有用。）

现在是要注意呼吸。千百年来冥想练习都是以呼吸为中心的。在你努力远离分心之时，呼吸可以帮助你，让你保持稳定焦点。人呼吸一般是通过鼻子。在你闭上嘴巴，通过鼻子来吸入和呼出空气，直到听见自己喉底发出微弱的咝咝声，这都有助于你的练习。

许多人结合念咒语来帮助自己保持专注。咒语可以是任何可以随着每次的呼吸重复一遍又一遍的词语或短语。它可以有私人或宗教意义。或者，就这一点来说，它可以是任何吸引你的词语或句子。在学会放手，信任自我的步骤三中运用到冥想时，我强烈建议你使用"停止！丢弃！"作为咒语，像这样：吸气时，默念"停止"，注意在呼气前稍微暂停一下。然后呼气时默念"丢弃"。在你念咒语中按此顺序不断重复。吸气（"停止"），呼气（"丢弃"）。

传统的呼吸方法

关键是当你适应了自己的呼吸和咒语时，只有一个目标：专门关注呼吸。除了吸气和吐气，其他什么都不管。这听起来很简单，但请相信我，这是需要锻炼的。起初你会受到冲动想法的困扰，一个紧接着一个。这是十分正常的，你不应该有挫败感。试着别让这些想法妨碍你的努力。让它们在不知不觉下消失，抛弃这些想法。轻轻地抓住你的注意力，将其拉回到呼吸上来。一直关注呼吸不要偏离。

有的人发现自己需要更精密的安排。如果你发现这些指令过于模糊（或者如果你发现自己在保持兴趣方面还面临一些挑战），你可以试着数呼吸次数。从一数到二十，像这样：吸气，吐气，一次；吸气，吐气，二次，每次分心后又从一开始数。比方说我呼吸了三次都没有分心，在第四次的时候我发现自己在想"我真的很想吃零食"。因为我注意力分散，那就要回到一然后重新开始数。开始时能不分心地数到二或三是很正常的。最后你所数的数字会越来越大。

就我个人而言，我发现这种数数的方式让人有胜负欲和挫败感。我更喜欢专注于呼吸和咒语。然而大部分人都说自己很享受上述数次数所带来的挑战，说这样能让他们保持专注。你要找到适合自己的方法。但请记住：冥想与成败无关，只与容忍相关。无论你数到一还是十，过程本身就已极具价值。

意识到大脑并不习惯于不思考是十分重要的，尤其是当你赞同与渴望和上瘾相关联的想法时。你开始会挣扎纠结，但对早期所付出的努力不满意。接受每次的尝试，即便那些尝试只持续了几分钟。后来你会发现自己能跟上呼吸的时间越来越长。最终你会发现自己可以站在任何冲动所产生的不良意识流旁边。反之，一旦你完全同意脑海中的想法，你就会开始认为那个想法是流动在你脑海中的唯一河流。当你走出那条河流，就会有解放式的经历，不再认同脑海中的想法。你仍然是你，不再通过在挣扎时碰巧涌入你脑海中的想法来判断自我。在某种意义上，你是远离了冲动想法的你。

如果你深受冲动想法的失控列车所害，我不对你强调学习和拥有放手的经历有多么重要。比起其他任何的经历来说，冥想能让你更清楚地知道自己总是有选择的：任何由冲动、非自愿以及上瘾所主导的想法都应该完全放手。

鼻道交替呼吸法

正如上述所言，并非每个人都想练习正式的冥想。如果你的情况是这样（或者如果你自己只想在自我训练工具箱中多加一个工具），那我建议你使用另一个像冥想一样的有力方法来帮你放弃不良想法：鼻道交替呼吸法。我发现无论何时我想远离不良想法时，这种方法都十分有价值。事实上，合理运用鼻道交替呼吸法会相对减少你继续在自我破坏的道路上沉沦的可能性。

要使用这一方法，首先要坐直。将左手食指置于鼻梁上，大拇指放在左侧鼻翼上，中指放在右侧鼻翼上。然后大拇指将左鼻道摁住，用张开的右鼻道缓慢吸气，数到三再松手。接着大拇指和中指同时按压，闭合两侧鼻道，屏住呼吸数到三，然后松开大拇指让左侧鼻道呼出，数到六。反过来重复这一过程：让左侧鼻道吸气，数到三，然后屏住呼吸，数到三，接着用右侧鼻道呼气，数到六。坚持练习到你感到放松，并摆脱恼人的不良想法为止。

这一方式常常作为深度冥想前的序曲，但因为我们的目的是摆脱消极想法，这就极其简单了。因为该方法要求人注意力集中，有节奏地数呼吸次数，在精确时刻换鼻道，甚至还要求无间歇呼吸，你会发现这样做后不可能再深陷在不良欲望的混乱中。如此简单且不要求太多练习的方法就可以让你摆脱消极的不良想法。这就和三三得六一样简单。（在你进步的过程中，你可能会想将自己的数数增加成四四得八，五五一十，等等。）通过察觉自己可以随意远离冲动的危害，你开始明白终极真理，你总是有选择的：是选择被消极想法席卷吞没，还是选择轻松地放手远离这些想法。

当然，你的敌人会在任何背景（婚礼宴会上、假日聚会上等）下攻击你，所以知道这种带来独特变化的方法是十分有用的：你随意地使用弯曲的食指堵住一侧鼻道。用另一侧进行呼吸，然后按要求屏住呼吸，接下来慢慢将食指滑到相反的鼻道，吐气，再重复这一过程。正确地练习，我向你保证没有人会注意到的。

放手并勇于自信

还记得吗？我在第9章中提醒过你，对不良想法说"不"要求你练习，练习，再练习。对于自我对话的这个方面而言也一样，你要不断地练习放手。不要只将练习限制在与食物的纠葛中，你可以从日常生活中遇到烦恼、预期担忧、恐惧以及压力源来进行练习。这些都给你提供了绝佳机会，在日常生活中增加自律性。举例来说：

- **要是我无法支付本月的账单怎么办？** 通过自身的成熟和坚持来放弃这种想法："我会尽力去做所有的事来保证自己可以担起责任。我会尽全力，这是我所能做的。因此，我别再想了，我要相信自己无论如何都可以化解危机。"

- **我无法相信自己居然对她说那样的话！** 通过担下说谎的责任来放弃这种想法："我犯错了。我必须接受自己并非完美。因为我不能控制什么时候结束，所以只能道歉，让无关紧要的小事随它去吧。很遗憾，过去无法挽回。"

- **我害怕做牙根管手术。** 通过认识到预期不适是恐惧的投射来放弃这种想法："我做过另外的牙根管手术，有些并没什么大问题。没必要让自己为结果可能是好的事情担忧。我要放弃这种想法，然后预约医生。我会对付并解决它，现在就开始！"

- **天哪，为什么老板想见我？** 通过认识事情的真相，而不是投射缺乏安全感来放弃这种想法："我记得自己没做错什么事儿。一开始我深受'要是……怎么办'的折磨，这其实是我缺乏安全感。因为我知道自己没犯错，那我面对任何事都无所畏惧。老板告诉我之后，我就可以知道她究竟想要什么了——就这么回事！"

你可以从上述例子中开始明白，放弃那些要求你理性、成熟以及时常对生活和逆境充满勇气的想法。也许更重要的是认识到缺乏安全感会作用于你的想法。没有人是在毫无瑕疵的世界中长大的。没有人的父母是完美的，也没有人可以永不失败、生病、受伤害以及永不面临挑战。每个人或多或少都缺乏安全感。在谈到减肥的敌人的时候，你已经明白了有害情绪对进食习惯带来的极大破坏。记住，当缺乏安全感成为其中的一部分，尤其还混杂着孩童惯性思维的时候，焦虑就会紧随其后。无论是渴望、恐惧、怀疑，还是消极想法，缺乏安全感都会阻碍你的进步，除非你勇于自信。而且现在你已经学会了方法，可以任意地放手并丢弃它。

　　缺乏安全感是感觉自己十分脆弱。脆弱确实是生活中的真实情况，但如果不幸孩童惯性思维在作祟的话，即便在安全环境下你还是会感到自己易受伤害。当出现棘手的情况、有害的情绪以及先前的坏习惯时，你模糊了自己健康积极的用意，从而感觉自己十分脆弱，毫无安全感。坚持锻炼放手这一技巧不仅会让你开始从短暂的挣扎中解放出来，还会扼杀你总是条件反射性地觉得自己毫无安全感这一习惯。

　　最初的时候放手常常让人觉得有风险，尤其是当你被假象和伪真相蒙蔽而缺乏安全感时，但其实毫无风险。请牢记我的劝告：感觉并非真相。你可以克服自我。自我管控其实和成熟息息相关，你为自己的选择和人生负责。孩子稚气未脱，他们还不能完全掌控自己的生活。表现得像孩子一样的成年人也无法完全掌控并负责自己的人生。而你在变成成熟大人的过程中，肩负责任，准备好迎接高效率的成功人生。随着责任感而来的是满足、慰藉、可预见、掌控感以及从怀疑、恐惧和消极想法的摩擦中解放出来。

11

从焦虑、抑郁和
有害情绪中解放自我

如果你真想让自己沮丧，那就用克来计量自己的重量吧。

——贾森·洛夫（Jason Love）

如今，我想你已经十分熟悉自己的三大敌人：不利环境、有害情绪和不良习惯。在谈及成功地坚持终生掌控体重时，停止感觉自己是受害者，将自己从有害情绪中解放出来是关键，这与知道如何处理不利环境，抵制不良习惯同等重要。无论你是否遭受焦虑抑郁、恐慌易怒以及缺失安全感的折磨，自我训练的方法都能使你消除自我怀疑，相信自己有能力保持良好的心理复原能力以及乐观精神。

请记住，你没必要非得是临床焦虑症或抑郁症患者才能在接下来的讨论中获益。我是从广义上使用"焦虑"和"抑郁"这两个词来表示烦恼和紧张的整个情绪范围。无论你的症状是轻微、中等还是重度，是短暂性的还是持久性的，如果你发现情绪纠葛正在摧毁减肥目标，那么本章将会作为你努力不让目标被损害的坚强后盾。（为了更全面地消除焦虑和抑郁，我推荐你阅读我的另一本书：《自我训练：改变焦虑与抑郁的习惯》）

明白根本问题

想到焦虑或抑郁时，与其将它们视为独立或非此即彼的类别，不如将与挣扎相关的症状视为连续过程的组成部分，连续过程涵盖了从轻度到重度，这种看法是会有所帮助的。比方说，焦虑可能巧妙地以情境性焦虑作为开端，产生轻微和中级的压力，而这一般都伴随预期担忧。对轻度焦虑和不安的想法不加以遏制，就可能会产生更持久更严重的焦虑。此时紧张感会从轻度升到中度，不安感也将变得持续存在。如果焦虑持续发酵，消极不安的想法会变得更加顽固，紧张程度更严重，情绪会变得失控。

焦虑连续过程看起来是这样的：

情境性焦虑	轻度焦虑	广泛性焦虑障碍
轻度紧张	中度紧张	重度紧张
预期担忧	持续担忧	情绪失控

可以用同样的方式来看待抑郁：低落情绪或烦恼可能产生轻微偶发性紧张感或造成心情不佳。如果低落情绪持续发酵并加剧，那么会引发轻度抑郁，造成的紧张感会升至中度，情绪转坏。最后轻度抑郁加剧变成临床抑郁症，其中包含极度紧张，外

加失控绝望的情绪。

抑郁连续过程看起来是这样的：

低落情绪 / 烦恼	轻度抑郁	临床抑郁症
轻度紧张	中度紧张	重度紧张
心情不佳	有害情绪	失控情绪

注意：标签可能会对健康有害

在涉及试图描述心理挣扎的问题时，标签化可能弊大于利。"医生说我有抑郁症。""我被焦虑症困扰。"像"抑郁"或"焦虑"这样的标签容易产生主观感知，莫名其妙地将自己从"正常"划分到"不正常"的范围。如果你过度进食感觉自己变得浮肿，这是很正常的。同理，如果你被持续的压力、纠结以及缺乏安全感所吞没，从而感觉自己焦虑或抑郁，这也很正常。事实上，如你即将在下面的讨论中所看到的一样，焦虑和抑郁是人性中很正常一部分。

焦虑和抑郁的进化"目的"

由于人类是进化的胜利者，所以无论何时感觉自己失去控制（面对税务稽查、被炒鱿鱼、体重增加等），都会出于本能地努力找回控制。这就是为什么你开始新的节食计划时会感觉备受鼓舞；或是决定本身就让你感觉自己终于做了件大事一般。如你接下来会看到的一样，焦虑和抑郁可被看作是人想保护自身不受感知失控所害的企图——尽管这是严重误导。

要明白焦虑和抑郁是如何能被阐释成是控制脆弱性的企图，首先需要退回几百万年前，弄清楚在面对危险的情况下，大脑是如何运作来保护人体。比方说，想象你漫步在原始非洲热带大草原上，突然遇到一头想要拿你做晚餐的剑齿虎。如果你要思考自己该做什么（这会花上宝贵的几秒钟），你肯定会一命呜呼。对于这样进退两难的局面，进化论的答案是人在面对危险时是从反应认知转变成本能反应。

快速回到当下。当我们感知到危险时，惯性地依赖大脑中更原始和本能的构造。构造物就像杏仁核，能将即时信号传递到大脑的指令中心，指挥人逃跑或应战。该幸存策略被称为"搏斗逃跑反应"，立足进化论而言，这已经被证明是最有效的。从这一角度来看，我们可以说焦虑可被视为积极应战的形式，而抑郁可以被视为被动躲避的形式。焦虑（应战）从生理（应激激素如肾上腺素和皮质醇）和情绪（通过预感——"要是……怎么办"这样的担忧、害怕和恐慌。）方面来激活心理能量，一切的目的都是积极让你转移或回避可能出现的失控情况。与之相反，抑郁（逃跑）是通过收回精力（通过回避、情感退缩、情感麻木等方式）来重拾控制感，而不是激活心理能量，因此，它会让你从生活的威胁中退避出来。

面对人生的挑战时，无论是采取焦虑的主动应战方式还是抑郁的被动逃跑方式，你都只是努力（并非是有意识或是有企图的）让自己的掌控感大于脆弱感。无奈的是无论你多么担忧，或是多么努力逃开生活，焦虑和抑郁都让情绪产生意外结果，反正最后总是让你感觉自己愈发脆弱，产生失控感。

的确，将焦虑和抑郁看作是试图保护自我不受到预期伤害的应对策略十分奇怪。不过，与其称之为应对策略，将其描述成被误导的控制策略还更恰当些。你对自己预感的生活中会产生的冲突作好心理准备，焦虑就是以此来占控制地位的。（"我知道被炒鱿鱼和事情变得一团糟只是时间问题。"或者，"我知道自己胆固醇太高，医生让我减肥，但我知道自己肯定坚持不了。我要得心脏病了！"）另一方面，抑郁的目的是通过停止或回避来逃离感知上的威胁来取得控制地位。（"所有的事都是麻烦。""我知道自己必须减肥，但是现在要减的肥太多了。""我真的不再在意了。""就不能让我自己静静吗？"）显然没有人会选择焦虑或抑郁，但当你感到崩溃或失控时，就会感觉缺乏安全感——无论是歇斯底里地反思还是蒙头大睡——这都是暴风雨中的避难所。

想要控制生活，有问题吗？

毫无疑问，我们所谓的广泛性焦虑症和临床抑郁症都是身体在生物化学和情绪部分状况不佳，但在我个人看来，这并不能证明所谓的焦虑和抑郁是心理疾病（不久会谈到相关问题）。简单的真相是你越缺乏安全感，就越可能因试图掌控生活而付出代价。那想要控制生活究竟有什么大问题呢？这就像是想为下周的野餐而试图控制下周的天气。天气和生活都是不可控的。不过焦虑之人不断在想长期的天气预报，而抑郁之人则开始想完全取消野餐，都坚持到："又有什么用呢？反正可能都会下雨的。"越是坚持要掌控生活，最后就越会消耗更多的精力，产生更大的压力。这就是问题所在。试图掌控生活是一件让人筋疲力尽和压力山大的事。久而久之，压力会让人在生理和情绪方面都有所损耗（这就是为什么药物可以起作用）。我就没必要再提醒你，给人以安慰感的食物总是和压力齐头并进。

并非所有想控制生活的打算（比如为防止车祸带来伤害而系上安全带、吃维生素保持健康或开始培养饮食习惯）都有问题。良好的控制是指理性、合理的掌控方式，最重要的是由常识所主导的掌控。不良控制是指那些由缺乏安全感产生的非理性、消极投射，它并非由常识主导。诚然在真实生活中将脆弱性降到最低的想法是很好的，但如果你的感知不幸是由非安全感主导，那么你不再活在真实生活里，而是要么已经被带入了后悔与自责黑暗史中，要么就处在害怕未来充满危险的状态中。

活在当下的重要性

大多数焦虑或抑郁的人总是忽视一个不可否认的真相：过去和未来都不存在。通常焦虑的人在担忧未来的事情上花时间，而抑郁的人则更易受过去的遗憾所扰。过去和未来其实只存在于人的观念中，我们对待它们时，仿佛它们是真正存在的一样。

但唯一真实的是此时此刻。认为自己可以掌控或操纵过去与未来这种想法是应该引起你注意的，同样也要注意当缺乏安全感掌控全局时，你一定会以周旋在"应该、必须以及要是……怎么办"的循环中而告终。

你深受悲观的假想所害，这就是为什么自我对话的第一步——分离真相与假想——如此重要。举个例子来说，最近我患焦虑症的同事莎莉含糊地告诉我："我妈永远不能控制自己的体重。在她得糖尿病截肢之后，不久就去世了。我知道我也会这样！"从心理学上来说，过去与将来并非随意相关。当然历史可能会不断上演，尤其是你无所作为的时候。有趣的是莎莉确实产生了前驱症状——不是因为她有预言能力，而是她不断摄入碳水化合物。就像她自己说的："我已经一只脚踏进坟墓了。"我们来谈谈自我应验预言。

如果让缺乏安全感主动投射到未来（通常通过担忧的方式），那只不过是创造未来可能发生什么的幻想。但你得相信，如果是安全感缺失在主导幻想，那么未来会发生的事情肯定是十分令人不安的。（比方说，担忧就是对事情发展不顺的预估，人不会为发展顺利的事情担忧。再比方说，莎莉认定并担心自己肯定会死于糖尿病。）当你回望过去时也是这样的道理，安全感的缺失滋养了"本能够、本可以、本应该"这一类的遗憾和自责，就仿佛你痛恨过去就能改变现状似的。通过惩罚现在的自己来试图控制过去的遗憾和自责，而有时候这似乎正是我们在试图做的事情。无论是回到过去还是穿越到未来，你都放弃了活出有意义的当下的可能性。

> **自我训练反思**
> 昨日之日不可留，明日之日不可控。而今日之日尤可选，成与败，一念之间。

在寻求终生掌控体重的过程中，你不能让当下的努力受到怀疑、恐惧和消极的侵染。它们会让人很难保持动力和乐观，甚至更难以抵抗能带给你安慰感的食物。时不时地问问自己，"我在哪儿？"看看自己是处在当下时刻还是迷迷糊糊地处于对抽象的过去或将来的幻想中。偏离当下的频率是多久一次？

从自我训练的角度审视焦虑与抑郁

在我阐明焦虑与抑郁这两个术语之前，在此重申：我认为把涉及焦虑和抑郁的问题视为心理疾病造成人们的困惑。马克·吐温曾经说过："几乎正确的词与正确的词语之间是存在巨大差别的，正如闪电虫与闪电之间的差别。"对我而言，心理疾病是几乎正确的词语而非错误的词。比方说，流感是病毒入侵身体，而你是受害者。如果你认同焦虑与抑郁是心理疾病这一观点，那你就会情不自禁地感觉自己是受害者。根据定义可知，受害者是毫无力量的人，但你并不是没有力量的。从自我训练的角度来看，焦虑、抑郁以及持久的情绪挣扎都可以被视为是习惯——缺乏安全感的习惯。安全感缺失所主导的想法滋养的习惯有怀疑、恐惧和消极。正如我们之前讨论的一样，所有的习惯都是后天习得的，也都是可以改变的。那如何扼杀焦虑和抑郁的习惯呢？答案是：一次只能有一种想法。在讨论如何改变这些不好的习惯前，我们先来奠定一下基础。

这一切都和控制有关

脆弱的孩童依靠父母或其他成年人支持、保护和鼓励。无奈的是没有小孩是在远离生活烦恼的单纯环境中长大的。感到脆弱是难免的，这就导致我们所谓的安全感缺失。由于我们都活在充满挑战、时常还有困难和痛苦的世界上，所以每个人或多或少都缺失安全感，从而让人感觉失控。无论何时你感觉开始失控，都会像身体发痒，忍不住想去抓。你应该会回忆起我在第7章中说过，人的本能寻求控制感，憎恶失控感。

孩子纠缠在安全感缺失之时，生活变成了试错实验，他们努力想要找到方法来平息缺失安全感所带来的不适。因自己缺乏动手能力而懊恼的小孩可能会扔掉手中的视频控制器，以此向他看得见的成年人发出求助信号。另一个对画可能不满意的小孩会在一怒之下撕碎它。而第三个小孩，可能情绪低落，百无聊赖并找事情做，会在搞定一罐曲奇后得到安慰。孩子出于本能地尝试各种各样的控制策略，以达到感觉控制感大于脆弱感的目的。

孩子企图调整控制策略，这是他们生存装置的正常组成部分。科学家称之为体内平衡：调节和保持平衡的能力。当人体受到传染病入侵时，免疫系统会快速作出反应，攻击侵入者。同样，当感知到失控时，心理受到威胁时，内衡的大脑会作出反应，防止我们难以承受。

当感到脆弱和缺乏安全感时，孩子会通过试图控制生活，本能地寻求心理补偿。随着时间推移，如果这些控制性策略得以巩固和多次重复，那么它们就会变成在应对生活挑战时恒久的反射性的方法。你可能是忧虑过盛之人、拖延症患者、完美主义者、操纵者、说谎者或冲动进食者，所有这些属性都是人们用来帮自己感觉安全感增加的控制性策略，其中关键词语是"感觉"安全增加。真相是这些策略是让你错以为自己的所作所为是在保护自己，而事实上最终是在伤害自己。

掌控的代价

如上述所提到的，想掌控生活是很自然的事，当然，这要求精力十足。举个例子，如果你骑着自行车上坡，要不了多久腿部肌肉内部就会产生乳酸，从而不可能再继续前行。在日积月累的过程中，并不是人的心理产生乳酸，而是由压力带来了心理起伏。随着时间推移，压力产生腐蚀作用，让人更容易受到焦虑和抑郁的侵害，从而让你感觉依据自己的想法和计划生活变得毫无可能。

究竟什么是压力的腐蚀作用呢？其实就是随着时间的流逝，压力消尽大脑中宝贵的平衡性物质，也就是所谓的神经传导物质（血清素、多巴胺、去甲肾上腺素等）。为强调这一点，你可以想象一个装满宝贵的神经传导物质的桶，压力就像是铁锈一般，从桶底开始腐蚀，最后在桶变得毫无抵抗力的时候，所有的平衡性物质开始暴露，然后在心理和生理上使之殆尽。这也是为什么药物可以起效：药物可以恢复神经传导物质的浓度。

真实生活中的自我训练：
冲破心理斗争的束缚

　　由于缺失安全感是生活中不可避免的一方面，因此我们会像西西弗斯那样不断地重复这无尽的折磨吗？幸好答案是不会——如果意识到安全感的缺失不是建立在当前现实上就不会。缺失安全感是多年前在成长期造成的，而今是以反射性习惯表现出来（也就是孩童惯性思维）。另一种表现方式是孩童时期曾经觉得正确的，对于现在的你而言却不正确。比方说，如果你还是个九岁的孩子，被霸道的父母打压和威胁，那么你可能会把门关上闭口不言。但作为成年人，你现在有什么理由逃避生活，闭口不言呢？毫无理由，只是习惯。

　　这样我们接下来的故事就会变得很易懂。

从缺失安全感的莎拉身上有所收获

29岁的莎拉是一名按摩师，她论证了缺失安全感这一持久的习惯是多么牢固。在治疗之前，她希望我读读这封邮件：

亲爱的卢斯亚尼博士：

在我预约你之前，我希望你先看看这篇叙述。我认为你读完之后就会明白我的问题。我不知道自己是怎么了。虽然听起来很疯狂，但我确实无法停止在镜中审视我自己。而且现在，每次看我都在焦虑中，然后是抑郁。抑郁的程度让我开始产生担忧。让我来说说一些背景情况。

昨天我去百货公司买裙子。路过镜面支柱时，我停下来快速且不高兴地瞥了一眼自己当前的形象，然后继续逛街。可是才走了几米远，我忍不住走回来又看看自己。这时我注意到自己苍白的脸颊、浮肿的眼袋还有稀疏的头发，可最严重的是我无法相信自己居然那么胖！我不想站在那里引人注目，所以我带着更大的焦虑，再一次走开了。事情并没有就此结束。我不断挑有镜面支柱的路走，多半是在折磨自己。越是看镜中的自己，就越觉得沮丧和无望。

可以说，我感觉自己被困住了，这是描述我感觉的最佳方式。我知道对于长相我无能为力，但是我可以改变体重。仅供参考：从高中以来我就已经试图减肥了！我仿佛就像被困在了这张脸这个身体中，根本毫无还手之力。

我曾交往过唯一的男朋友，那时候我问他我看起来怎么样，他对我感到厌烦，说我应该进行治疗。那可是很多年前呀！我还记得他以前是如何说我好看的，但已经无济于事了。那可能只是暂时地觉得好看吧——我多想相信他呀——但我知道他那样说是因为知道我缺乏安全感。当然，除非他完全不肯接受事实，不然他肯定知道我当时多胖多没有吸引力。

　　我很讨厌白天出门，似乎只愿意坐在黑暗中看看电影，不被任何人所注意到。我没有朋友，我热爱工作的唯一原因是我的客人不必看着我。

　　高中曾经有一段时间，我变成了狂热的节食之人和体育馆常客。（当然，我只在人很少的非高峰时段去。）我努力了大概三个月，但是什么效果也没有。尽管我减了好几磅，而且那几乎是我人生中体型最棒的时候，但是我依然感觉自己很痛苦。

　　之后，抑郁情绪与日俱增，我感觉自己已经放弃了。上个月我肯定长了十磅。如果可能的话，长胖只会让我更郁闷，但我似乎再也不在意了。就像听起来的那么疯狂，直到我前男友告诉我我该去治疗，我都从没想过我会改变看待自己的方式。尽管花了很多年才想通，但我觉得考虑治疗的可能性已经是我莫大的进步了。

　　我也曾经想过整容手术、抽脂手术甚至胃束带手术。

只是不确定应该从哪里入手。我知道自己如此期待是因为结果会让我更着迷，也更沮丧。自我有记忆以来我就这样活着。孩童时期我很害羞，没有任何的朋友，也回忆不起来曾有人邀请我去过生日派对。我记得三年级的时候，我回到家问我妈妈我为什么长得这么难看！虽然不记得她怎么回答的，但是她的答案并没有帮到我。

真想忘记我的青春期。你无法想象那时候有多糟糕。就像我刚提到的，即使我为自己的外表尝试过许多，但却感觉是在玩弄自己。我就是我自己，无法摆脱。我父母对我毫无帮助。我妈责骂我，让我别再这么荒唐，我爸根本不想听见我的抱怨，我弟更残忍，给我起恶心的绰号并嘲笑我。对我而言，无处可逃，无处可躲。

好了，这就是我的问题。（邮件太长，深感抱歉。）但这不是我写信给你的真正原因。我写信给你是因为我无法想象自己在治疗过程中，我坐在那里，而你注视着我。我不知道我们的治疗可否通过电话而非面对面地进行。如果可以，你也觉得你能帮助我，那请让我知道。

我和莎拉进行过好几次电话交流，电话中我帮她明白自己是被缺乏安全感所挟持。她无法减重的原因与缺乏自尊心和自信心紧密相关。她沮丧的座右铭似乎总是"为什么如此麻烦？"这是她产生无力感的核心。以前她认同自己缺乏安全感，也接受永远无法改变外表这一结论。怀疑、恐惧以及消极的不断袭击在帮她走向抑郁之门时推波助澜。

修正扭曲的认识　莎拉虽然紧张和害怕，但最后还是鼓足勇气来参加了会话。我对她的第一印象是她并不是毫无魅力。明亮的蓝色眼眸，令人愉快的微笑（但不常见）是十分吸引人的。她确实很超重，但还没到肥胖不堪的地步。从她写的邮件里，我还以为我遇到的人会更棘手。

由于身体畸形综合征缘故，有人要么抱怨自己轻微的身体瑕疵，要么完全出于想象而抱怨，这十分常见。对于所有的意图和目的，我觉得莎拉的抱怨都是她的自行夸大。我很同意她前男友的看法：她外表是不错的。

在希腊神话中，神责难西西弗斯，让他将巨石推上山顶，看着它从山顶滚落到山底后又再次推上山，永无休止地做这件事情。而莎拉对于自己外表的扭曲想法就是她觉得自己永远无法逃脱那块巨石。当她来到我办公室时所遭遇的正是缺乏安全感的巨石，那是多年前历史的产物，那时候的她是个在心理和社交上都存在许多问题且缺乏安全感的孩子。她目前的问题以及痛苦的自我认识，都是与人隔绝和回避所恶化的结果。

你可以回忆本章前期讨论过的问题，抑郁是为了弥补自己对生活的失控，它最后会变成对生活的逃避。就像海龟躲进龟壳一样，逃避、退却或是隔绝都是旨在帮助自己重拾控制感的自卫策略。莎拉从来没想过自己为什么要不断推动那块巨石，也没想过自己8岁时候的认知只不过是悲哀的自我夸大。现在重要的是她明白了自己长期习惯性缺乏安全感，最后产生了扭曲的认知，并深受其害。

是的，莎拉第一次来找我时，她厌恶镜中的自己，但那是因为她还是依旧以孩童时期的认知来看待自己，那时候的认知一直没改变或进步。治疗时，对莎拉而言，关键是要认识到在镜中看到的自己与别人看到的自己并不完全一致。那是过度敏感的条件性反射产生的自我厌恶。对此，毫无当下客观原因，而只是由于她的习惯罢了。莎拉起初抗拒这些被揭露的真相，坚持说"我不想骗自己，我想诚实一点"。我向她提过进行准确的自我评价有多么重要，不仅要将自己从虚荣或自负中解放出来，还应该从偏见或消极中解放出来。我安慰她，告诉她治疗的目的是通过分离真相与假想以及真实与非真实，准确地判断她的自我认知。

你呢？在谈到自我认知的问题时，你对自己保持真实吗？你意识到自己存在的扭曲认知了吗？（尤其是持久的历史性扭曲认知。）也许了解错误认知的最佳方式是审视自己对自己不满意的地方。建立在正面的提升需求上的认知，以及自贬与不健康层面，一定要将这二者区分开来。比方说想变得更自律或更强壮就会被认为是积极和健康的，反之任何与自我怀疑、自我厌恶或者消极负面（"我再也不会变好了。"或者"谁会喜欢像我这样的人呢？"）相关的自我认识就应该仔细审视和理解它们的真正内涵：长期历史形成的假想。这都是我们条件性反射接受，但毫无必要的东西，它们具有破坏性、不健康且应该被修正。

释放负面情绪　我当治疗专家这些年里，发现无论一个人的消极情绪或自暴自弃的习惯多么根深蒂固，他在自己内心深处总是抱有一丝希望。那丝希望发出声音说到"也许我的努力会有回报"，"只是也许"。而莎拉也是这样。

也许这是莎拉有生以来第一次开始释放自己顽固的消极情绪。尽管深受其害，她还是特别想听到别人说一切并不是她想的那么糟。虽然不能说她正在变得乐观积极，但至少她积极运用自我对话的方式，力图缓解自己的条件反射性消极情绪。莎拉初期采取的是基本方法，但治疗初期她的目标是培养更中立的态度，这就要求她使用重要的前进方法。

接下来的几个月，莎拉参加了健身俱乐部，体重减轻25磅，并开始坚定地反抗缺失安全感带来的侵袭。更重要的是她开始出现乐观积极的迹象，完全取代了抑郁症状。我们合作以来，她第一次带着妆容和新发型来参加治疗会话。她从内到外发生了改变。

正如上述提到的一样，要培养充满希望的态度，其重要性永远不会被高估。要最终从挣扎中得以解放，这将是其中必不可少的组成部分。希望是将想法变成行动的牵引力。充满希望，就像是前行之路上有了指路的明灯。

消除焦虑与抑郁

从自我训练的角度来看，可以有把握地说消除心理斗争可以从增加安全感（从而减少生活中缺失安全感所带来情绪紊乱）开始。为了消除不安全感，你需要重申并强调两大由内到外瘦身的原则：安全感的缺失是一种习惯，而习惯是后天习得的（因而可以被打破）。如果你给予不断的强化，那么习惯就会一直存在。其底线是你有意无意中要么喂养了它，要么使之饿死。

不要喂养鸽子

无论我何时谈论到自我训练，我总会说起鸽子的故事：

> 想象一下你带着一杯咖啡，一份百吉饼，坐在天台或庭院去看报纸。几分钟后，你注意到一只漫无目的闲逛的鸽子，于是掰了一点百吉饼喂这个小家伙。第二天你又到庭院去看书吃东西，这次你注意到上次那只鸽子带来了一个小伙伴，于是你扔了些面包碎给它们，然后继续阅读。在一周结束的时候，你打开去庭院的门，却发现连自己的椅子都找不到了，庭院里落满了鸽子。如果你给我打电话问我你该怎么办，我会简单地回答你：别再喂鸽子了。

你给焦虑和抑郁增加了养料。一旦停止供应养料（消除怀疑、恐惧以及消极），你的症状就会减轻。但就像我们在本书中讨论过的那么多内容一样，你不能半途而废，也不能指望靠三心二意就能战胜焦虑和抑郁。想要心理得到解放就必须全心全意地投入其中才行。

不要让自己变成思想的受害者

停下来！丢弃它！认识到任何冲动或缺乏安全感所主导的想法是十分重要的，无论这些想法看似多么小或多么无关紧要，它们都会对你的心理产生日积月累的影响。你的任务就是意识到自己在战争第一线，很乐意打这场仗，每次就只产生一个想法。最终在你停止供应给非安全感主导的想法的养料时，还有最后一个任务，那就是步骤三：学会放手，敢于信任自己。如果你正处于焦虑与抑郁中，那么意识到自己深受自我怀疑和消极等孩童惯性思维之害是十分重要的。从历史观点来看，当你像孩子一样面对缺失安全感时，能力就受到限制，只会试图控制你感觉混乱失控的世界。你未成熟的控制企图在不知不觉中变成了当下的习惯。如今是时候该赶走你庭院里的鸽子了。

当你处于由缺失安全感所引起的怀疑、紧张以及消极情绪时，可以通过警觉和练习来抓自己现行。那些想法都是给心理挣扎增添养料。如果你继续处于被动状态，让无益且有侵蚀作用的想法畅通无阻，那么就会产生压力，而压力最终会让你心力交瘁。这就是我所说的喂养焦虑和抑郁的习惯。为了饿死这些习惯，你必须停止供应养料。你已经拥有了达成这一目标最重要的工具：自我对话。从今天开始，无论何时你发现自己处于心理挣扎中，都要努力变成积极的参与者：分离真实与假想，拒绝由安全感的缺失所引发的想法，然后再将自己的频道转到健康生活或健康思考频道。

培养健康分散注意力的习惯

从今天起，不要让自己再受自己的想法所害，要警觉地管理与焦虑或抑郁相关的任何想法。一旦你阻止了罪魁祸首（一般的存在方式是怀疑、恐惧和消极），要用力告诉自己："停下来！""抛弃它！"如果这没有效果，那就让自己分散注意力。试着联系朋友、看部电影或沉思一会儿，反正做任何能让大脑忘记消极想法的事情。

分散注意力并不能解决问题，但却具有十分重要的作用。它能帮你意识到你对自己的想法并非无能为力。一旦意识到稍稍分散注意力就可远离不良想法，那你便走在明白自己最终具有选择权的路上。你可以选择是搭乘由缺失安全感所主导的便车，还是自己当司机，引导自己的想法和人生走向更健康和更无拘无束的方向。

拥抱活性的生活

与其活在预期焦虑，过度担忧"要是……该怎么办"的生活中，还不如考虑更自然、着眼现在以及值得信赖的方式，我将这种方式称为活性生活。想象一下你正要参加聚会，但不确定别人是否也邀请了你的前男友。你站在门口准备要进门，如果你缺乏安全和自信心，可能就会开始担心，"他会在这儿吗？""我看起来还可以吧？""我该不该避开他？""我该和他说话吗？""要是他和别的女人在一起怎么办？""也许我不该进去。"这就是缺乏自信之人由于缺乏安全感而产生的想法。缺乏安全感的人通过不安预测即将可能发生的事并对此紧张不已，其实只是试图让自己更有掌控感。不过最后她却傻傻地停在门口。

相反，充分自信的人站在门口之时不会想里面会发生什么事。因为这类人做好面对真相的心理："无论发生什么，我都一定可以处理好。"这就是自信，人不由自主地活在当下，并应付好生活向你投来的任何挑战。勇于相信自己能处理好生活中的所有事情，这是件乐事。

只要你洞彻事理，就会知道真相是自己根本没必要浪费当下宝贵的时间去胡思乱想或凭空猜测。你只需认识到自己生来便带有本能、直觉以及适应属性。问问自己你已经解决了生活中多少问题。一千个？还是一万个？而且现在你坐在这里阅读这本书，通过某种方式已经幸免了所有的难题和挫折，而且无论如何，你都已经安然渡过难关了。问题：是什么让你认为自己无法应付下一个难题呢？答案：安全感的缺失。

自信能让你不由自主地对当下的生活作出反应，从犹豫不决，胡思乱想，或者过度担忧自己如何解决明天的难题中解放出来。自信让生活变得简单，因为如果你不再想控制未来，那只用勇敢地相信自己一定会好起来就可以了。最开始自信可能会让人感觉十分冒险，但并不是这样。记住：感觉不是真相。

　　对你来说，风险性信任可能需要转换视角。人总是陷入凭空预测、担忧或遗憾的泥沼中，而忘记了关注唯一的生活，即此时此刻的生活。曾经圣方济各在给自己的园子锄草时有人问他，"如果你知道自己日落之时会死去，你会做什么？"他回答道："锄完我的草。"这其中就包含了生活不为人知的秘密：想拥有快乐、自由、远离心理混乱的生活，那就活在当下，留意此时此刻所面对的生活需求。释怀过去，不去揣测未来，只需感受当下真切存在的生活，拥抱生活，信任自我。

12

食物上瘾或是冲动进食：

你身处何处？

"柠檬口味的可乐，难道以前不是饮料吗？"

——杰·雷诺（Jay Leno）

总听见有人说："我确实对巧克力上瘾。""我睡觉前必须吃甜食。""我酷爱冰激凌。"尽管我们轻率地乱用一些术语，但面临某些食物时，确实会感觉像是上瘾了一样。我们会不会可能并没有夸大其词——我们真的上瘾？

几十年来，人是否对食物上瘾的答案一直是研究的热门话题。大量研究表明人确实会对某些食物上瘾，2013年发表于《美国临床营养学期刊》的一篇学术论文对这些研究持赞同态度。即便听起来好像过于夸大，但还是要说，十分开胃的食物会触动大脑释放多巴胺的愉悦中心，这与极易上瘾的毒品如海洛因或可卡因产生的效果一样。这些愉悦信号过于强大，导致它们可以轻易压倒饱腹感和正常的满足感。

事实证明并非只有肥胖之人会面临对食物上瘾的难题，体重正常的人也会与嗜好食物作斗争。不是所有需要减肥的人都受嗜食症折磨，不过你得明白，在渴望、冲动和成瘾之间存在一条清晰的界线。事实上，对你而言，关键是要知道食物对大脑会产生巨大作用，尤其是你打算尽全力维持终生可控体重时。

你是上瘾者吗？

这个问题总会引起人们的关注。但你会发现"上瘾者"这个词是有冒犯性的。上瘾会让人表现出自己缺乏自律能力，所以让我们聚焦于某些让人上瘾的食物的特点上，从而缓和一下与之相关的不愉快吧。简而言之，你要明白，某些对食物上瘾的生物本性可能会在你努力减肥的过程中扮演极具破坏力的角色。

自测食物上瘾情况

在深入探讨是否给你贴上食物成瘾的标签之前，请现在花几分钟的时间做下面的测试。不要过度思考答案，最重要的是诚实地面对自己。为了方便测试，我们用"安慰性食物"这一术语来指代你最爱的甜咸食品或碳水化合物丰富的垃圾食品。请在问题下清楚地圈出"经常""有时""几乎不"选项。

1.无论是薯条、汉堡、曲奇饼干、巧克力或者冰激凌，你会觉得很难甚至不可能戒掉这些食物吗？

经常　　　　有时　　　　几乎不

2. 你会觉得很难甚至不可能节制饮食习惯吗？比方说限制自己只吃一块馅饼、一勺冰激凌或一片比萨。

经常 　　　　有时　　　　几乎不

3. 绝大多数日子你白天会频繁地对糖果、碳水化合物或是含脂食物产生强烈渴望吗？

经常 　　　　有时　　　　几乎不

4. 你会不会对食用某些食物产生十分强烈或愉快的反应？

经常 　　　　有时　　　　几乎不

5. 如果你知道在冰箱或橱柜里有安慰性食物，会不会一心就想着那些食物？

经常 　　　　有时　　　　几乎不

6. 如果开始食用安慰性食物，你可以停止吗？或者说你通常会吃到最后或者吃到感觉恶心吗？

经常 　　　　有时　　　　几乎不

7. 你会因为欲望，即便不饿最后还是吃了某种食物吗？

经常 　　　　有时　　　　几乎不

8. 你会在吃完最爱的食物后感觉无精打采甚至昏昏欲睡吗？

经常 　　　　有时　　　　几乎不

9. 吃完安慰性食物后，你紧张、焦虑以及抑郁的情绪可以得到缓解吗？

经常 　　　　有时　　　　几乎不

10. 你有没有吃安慰性食物的习惯，比方说每天早上都要吃甜甜圈和咖啡，每顿饭都要面包配黄油？

经常　　　　有时　　　　几乎不

11. 如果试图戒掉安慰性食物，你会感觉心情不佳，焦虑或恐慌，愤懑或生气，抑郁或悲伤吗？

经常　　　　有时　　　　几乎不

12. 你会寻求明确允许食用日常安慰性食物的减肥方式吗？

经常　　　　有时　　　　几乎不

13. 你会隐藏自己嗜好安慰性食物的习惯吗（例如：偷藏食品包装，等无人的时候再拿出来吃，等等）？

经常　　　　有时　　　　几乎不

14. 你曾为自己吃了什么或吃了多少而撒谎吗？

经常　　　　有时　　　　几乎不

15. 你对自己的饮食感到内疚或窘迫吗？

经常　　　　有时　　　　几乎不

16. 当你想到或看到自己最爱的食物时会兴奋吗？

经常　　　　有时　　　　几乎不

17. 想到可以开车去买喜爱的安慰性食物时，你的情绪会发生变化吗？

经常　　　　有时　　　　几乎不

18. 在涉及某些食物时，你会无法定下界限吗？

经常　　　　有时　　　　几乎不

19. 当涉及安慰性食物时，你会感觉失控吗？

经常　　　　有时　　　　几乎不

20. 你发现，随着时间推移，自己要食用更多的食物才能获得之前少量食物就能得到的快乐吗？

经常　　　　有时　　　　几乎不

21. 放弃某些食物时你会产生心理抵触吗？（如焦虑或烦乱）

经常　　　　有时　　　　几乎不

22. 你曾经忽视过与食物相关的健康问题吗（比如体重超标、糖尿病折磨、行动迟缓或心脏健康等）？

经常　　　　有时　　　　几乎不

23. 想到要从饮食中删除某种食品，你会觉得害怕吗？

经常　　　　有时　　　　几乎不

24. 如果你暴饮暴食，一般会在深夜或偷偷进行吗？

经常　　　　有时　　　　几乎不

25. 对于最爱的安慰性食物，在闻到味道或看到图片（或广告片）时会特别敏感吗？

经常　　　　有时　　　　几乎不

总分：＿＿＿＿＿＿＿＿

请根据"经常"是1分，"有时"是0.5分，"几乎不"是0分来算出总分。

如果分数是0到8分，那么你与体重的纠葛是不太可能与食物上瘾相关的。不过你会在本章中知道如何处理好偶尔出现的强烈欲望。

如果分数是9到17分，那你可能会对某些食物有轻度或中度的上瘾反应。在本章中你会发现，在更深入地去想那些诱你犯错的食物时，努力保持注意力集中会带来帮助。

如果分数高于18分，那么你在减肥时遇到的挫折极有可能与嗜好特定食物紧密相关。你会发现，本章实质上帮你决定了节制或禁止食用某种食物是否对长期掌控体重起至关重要的作用。

> ### 食物上瘾
>
> 食物上瘾通常包含了强烈的生理需求和无法阻挡的冲动，特性是对某种食物的依赖性增强，又不断与该食物作斗争。食物成瘾与损害正常的生活直接相关，比方说产生与健康相关的问题，工作问题以及人际交往难题。
>
> 十分可口的食物——连同含有高果糖玉米糖浆、氢化植物油、精制味精以及化学防腐剂的高加工的垃圾食品——释放了大脑中感觉不错的化学物质多巴胺。多巴胺所带来的强大回馈会轻易掩盖饱腹感释放的任何信号，从而导致过度进食或暴饮暴食。食物成瘾会使人体免疫耐受性增强，因此要获得与之前吃得较少时相同的满足感，人不得不越吃越多。
>
> 食物成瘾的概念可以拓展到包含其他与食物相关的情况，比如过度进食（大量进食），对增重产生神经质的恐惧，强迫自己锻炼以及受暴食症折磨。任何这类挣扎的牵引力都和无力充分控制上瘾性饮食癖好相关。

上瘾vs冲动

并非所有的冲动都是上瘾。然而，如果你曾在减少或限制自己食用某种食物时遭遇过多次失败，你可能会很怀疑自己对食物上瘾。冲动与上瘾的本质区别在于，冲动不会使人体免疫耐受性增强，所以不会让人要吃比以前多的食物（或酒、毒）才能获得和以前吃得少时一样的安慰（或陶醉、兴奋、慰藉），而上瘾则会增强人体免疫耐受性，从而要求消耗更多食品来重获相同的满足感。这也是为什么乐事薯片早在十九世纪六十年代的标语就被证明具有预知性，标语是："没有人能只吃一片。"

　　冲动与上瘾另一个关键的区别是，前者更可能由心理因素所牵引，而后者则由生理因素。具体来说，冲动行为通常由会产生压力的减肥三大敌人（不利环境、有害情绪和不良习惯）所牵引，它们都擅长制造压力，而另一方面，食物成瘾可能由三大敌人还包括冲动上瘾所引起，其实更主要的牵引力是生理需求，这一需求让人感受与多巴胺激增相关所带来的快感。

　　有些患者发现当我像下面那样定义两者时会对他们有所帮助：

　　·**冲动**　由心理习惯所主导，并包含另外扭曲的观念和想法。
　　·**上瘾**　由生理主导，包含带有扭曲观念和想法的冲动行为。

面对食物，你真的无能为力吗？

　　可能和你想的一样，减少食用带来问题的食物是一回事，而向自己承认不会再吃这样那样的食物又是另一回事。问题还是没有解决："我对食物真的无能为力吗？"答案十分简单，"不！"然而，对于某些让你上瘾的食物，那你可能无能为力。

　　我们来进一步阐明这一观点。如果你在和食物成瘾作斗争，那么你对这些食物是相对无力，这样说会更好一些，因为你确实有能力让自己变得有所节制。从大脑的化学反应来看，你是不易治疗的毒品瘾君子还是垃圾食品瘾君子都无所谓，因为它们都会让大脑中释放兴奋的化学感受器反应迟缓，让你开始需要越来越多的"毒品"才能得到与起初少量食用时所得到的愉悦感一样多。说穿了，让人上瘾之物就是通过将你作为传送系统来改变大脑。

当你意识到成瘾的身心现实时，便开始认识到节制饮食的重要性。可能你知道，大家都知道的抽烟者在戒烟几个月后，突然决定"我认为自己可以抽一支烟"。最初的牵引力会唤醒沉睡的尼古丁怪兽，在这个人知道之前，竞争就已经开始了。不管你对什么上瘾——无论是尼古丁、可卡因还是某种食物——如果你再次涉猎这些物质，就会旧瘾复发。

使用日记来识别食物成瘾

我希望你已经采纳了第5章中的建议，一直在保持写食物日记。如果是这样，那么你将在应对新挑战时处于有利地位。从今天开始，记录下你由于诱发性食物而犯错误的频率和次数。在你不断收集数据时，留意自己是否在频率（多久一次）或数量（多少次）上有所增长。如果有增长，那就表明人的耐受性增强，并且也是食物成瘾的深层证据。此外，还要格外注意从饥饿意识范围值、有害影响以及敌人清单上所收集到的数据。将所有的发现与本章中食物上瘾自测相结合，你就能据理推测自己是否是在和食物成瘾作斗争。

某些食物具有潜在的强劲得令人上瘾的特点，培养尊重该特点的态度是十分重要的，怎么强调这一点也不为过。大多数遭受过度进食折磨的人不是对食物上瘾，正如本章前面提到的，冲动和上瘾之间存在明确界线。无论你是否将自己归类于对某些食物上瘾的人群，充分理解食物对大脑带来的极大伤害，这会帮你锻炼要终生掌控体重所必须拥有的平衡能力和自制力。

戒绝有害的诱发食物

吸毒之人可以快速戒毒，酗酒之人可以拒绝喝酒，好赌之徒可以避开诱发赌瘾的地方和人群。但当涉及食物成瘾的问题时，让人无奈的是"我要吃东西，对吧？"自我训练对这一问题的回答："是，不过……"人当然要吃东西，但没必要吃一些对身体有害的食物。

那么究竟有哪些食物呢？答案因人而异。如果你观察过，会发现很少有人戒不掉长叶莴苣或花椰菜。我们现在谈的是高脂肪、高糖分、重盐度以及加工过的食品。所以你确实一定要吃饭，但没必要吃有害的东西。

尽管没有严格规定，但如果你已经远离了一种以上的有害食物，那就要注意按阶段的来达到节制目的，而不是一次戒除太多食物使自己受到打击。正如所有与自我训练相关的事情一样，你并不愿意让任何事情摧毁自己的付出和动力。要达到此目的，有时候少即是多。但如果你是宁愿一头扎进冰凉的游泳池，而非行动迟缓地踏入游泳池的那一类人，那么请无论如何要立刻投入其中，拒绝所有违规的食物。

真实生活中的自我训练：
探讨食物成瘾的心理层面与生理层面

很多人很难认同奥利奥饼干或夹馅面包会变成易上瘾的食物这一事实，同样也很难承认，在紧要关头自己会无法控制地食用某些食物。如果你深受食物成瘾所害，那很可能就知道自己总在戒除与复发间永无止境地循环。你也许曾给自己说过："我之前几个月做得挺好的……可看看现在，一份（巧克力蛋糕、薯片等）就让我回到嗜食状态！"

如果这种循环往复对你而言十分熟悉，那么你可以从下面的故事中得到启示。露丝玛丽的治疗要求采用双管齐下的方式：

心理与生理，思维与身体。当她吃完一大杯冰激凌后，所得到的答案与她长期以来的缺乏自信与孤独产生了偏差。从心理上来看，她需要治愈受伤的自我，开始建立健康且意图清晰的生活，而不是愚蠢地空想。从生理上来看，她必须改变嗜食的癖好。

从露丝玛丽的成瘾倾向中有所收获

已经40岁的露丝玛丽是一名平面设计师，她十分肥胖。在治疗期间她抱怨自己一直以来都在和冲动地深夜嗜食、缺乏自信以及轻度抑郁作斗争。她的故事说明，忽视食物的潜在成瘾特征是如何导致持久挫败的。

露丝玛丽对极端或是摇摆不定的节食十分熟悉，她说在提示她进行治疗的诱发事件之前六个月的时候，她的体重已经将近三百磅。她很绝望，坚持了五个月吃流食，不可思议的是每天可以快速地掉400卡热量，之后瘦了近100磅。某一次她被自己在酒吧（喝了不少夏顿埃酒之后）遇到的男人小小的嫌弃和排斥后，竟然深夜到便利店买了两盒土力架雪糕、一大袋薯片以及一升苏打水。

没过多久她减掉的重量又恢复了，而且还增加了一些。在治疗之前的几个月里，她三心二意地尝试了许多传统的减肥方法，不过都没什么效果。然而，她还是迷恋之前几年所达到的轻易见效的结果，坚信如果自己可以再次瘦下来，这次一定会保持住。当她谈论自己想重新坚持极端的流食减肥法之时，医生坚决反对，并警告她不值得冒着得胆结石、心脏肌肉萎缩以及心律失常的风险。他建议露丝玛丽找心理医生看看。

如果你认为自己很弱，尤其是如果你感觉自己对某些食物无法抵抗时，可能就会很容易放任自己吃。如果是这样的话，请你仔细阅读露丝玛丽的故事。她在自己的日记中写道：

我的日常工作似乎并不需要思考，因为每天都在做同样的事。我想你可能会说，那我这样就能消除减肥的终生障碍——思考！确实，我不需要动脑筋，处于无意识的状态，甚至还可以说就像机器人一样，这就是为什么我的方法对我会有效果。

我从没想过有一天会不得不再回到真正进食的世界中来。我真的没怎么想过一旦减肥成功会发生什么。我认为自己是会保持住的。有趣的是，体重的减轻会让人轻易就沉湎于生活的一切都将十分美好的神话之中。

值得一提的是，露丝玛丽的体重快速地上下循环，这是很常见的。据统计，狂热的减肥方式最终取得成功的概率低于5%。极端狂热的减肥方式与我们称之为奇幻思维的心理相关。传递的信息似乎是：减肥根本与放任进食无关。然而真正的问题是露丝玛丽在减肥的过程中加入了一段与食物相关的欠考虑的关系。因为她并没有主动重建习惯，也完全没有准备在减肥成功后将体重稳定住。

露丝玛丽的故事明显地表现出她不仅可以戒除上瘾食物，而且让人难以置信的是她让自己五个月以来每天只吃流食，她戒的是食物本身。除了强加给自己身体的巨大压力（且是极其危险的压力）之外，关键的心理因素是她并没有从自己的减肥经验中学到任何东西。她的体重在短时间内确实成功减轻了，但最终她还是输给了自己以前上瘾的心理因素。她与食物之间不健康的关系只会随她疯狂的禁食变得越发糟糕。

引出敌人　我们通过观察露丝玛丽的敌人来开始她的初期治疗。依情况而看，她最大的压力源是对自己外表的羞愧（敌人1），这是很明显的。露丝玛丽并不认为自己的体重与当下的厌恶感有关，而是内心深处安全感的缺失和抑郁（敌人2）的副产物。她对自己的感觉是对当下自己变成什么样的简单印象，而不是认识到自己真正是谁这一既定形象。

长期以来，她都有一个自我观念，认为自己脆弱、不自律、不惹人怜爱。通过使用自我对话的方法，不久后她就远离了这些长期存在的假想，坚持更为客观的事实。确实，我对她最初的印象就是脆弱、不自律、不可爱，但并不是因为她当前的形象，而是因为她所相信的东西。她也意识到了自己嗜糖（敌人3）不利于她想清除错误信念的所有打算，这是为什么我们同时决定要她必须限制摄入糖分。

她发现在处理与戒糖相关的占主导地位的扭曲想法时，自我对话的方式功不可没。她变成了改变频道这一方式的拥护者，而且还调整了"停止！丢弃！"这一咒语。

你可能不曾经历过像露丝玛丽那种强烈的上瘾冲动。但每个人都会被安慰性的食物引诱和吸引。这类食物会偷偷接近你，尤其是当你的敌人正在敲门的时候。自我对话三步骤的目的是让你免于陷入自我否定的迷雾中去。

鉴定瘾性　我和露丝玛丽忙于像上面那样探讨重建习惯对心理影响的同时，还仔细审视了她的成瘾癖好。（供参考：她在食物成瘾自我测试中的分数是23分，表明她减肥困难的原因可能与食物成瘾紧密相关。）最初，她十分清楚自己无法抵抗高糖、高脂肪的食物，也承认自己的致命点就是冰激凌和巧克力。这些美食会将她变成多巴胺的传递系统，让她变得依赖这些带给她安慰的东西。

我和露丝玛丽谈到戒除嗜好食物（冰激凌和巧克力）的重要性时，她在办公室明显变得严肃起来。她认为自己的生活中不能没有日常惯有的快乐，由于对食物有瘾，不再依赖高脂肪、高糖分的食物会让人产生不适感——非常不适。她回忆起之前禁食的经历时，知道自己必须既要坚持度过生理极度回避的时期（过去她做到了），还要坚持完漫长的心理回避时期并克制断断续续的冲动。

她以前总把自己的上瘾倾向归咎于缺乏意志力。当然意志力是相关因素，不过一旦她意识到（对她而言）冰激凌和巧克力极其具有让她上瘾的可能，那么她就能接受全新的观点：大脑发生了实实在在的生理变化，这些变化导致她成瘾，让她深受其害。这一观点让露丝玛丽认识到自己所面临情况的严峻性。更重要的是她明白破坏减肥努力的真正罪人不是自己，而是自己对食物的瘾。

这一点十分重要，因为无论何时你纵容自己犯瘾（也就是：独独把你个人看成问题所在，而不考虑潜在的上瘾因素），你本身就变成了那个瘾。一旦被迫与自己的瘾达成共识，那你就没有其他选择，只会推断出自己简直是无力且不自律之人。但你如果将自己和瘾分开，认识到上瘾只是你自我性格的夸张化，那么你就能够将瘾看作是入侵者或是会对自我观念带来不利影响的寄生虫。人们试图戒除烟、酒以及其他带有某些好处的易上瘾的食物，知道上瘾物质的力量，重视自己究竟该戒除哪些食物。无奈的是直到你确定自己上瘾的食物之前，你经常会轻易地被有误的夸张化欺骗，认为"我没办法停下来！对吗？"

让成瘾性有所好转　了解并重视冰激凌和巧克力的易让人上瘾特性对露丝玛丽而言是一个转折点。她可以以此来清晰地知道自己面对的是什么。她明白高糖高脂的零食对她而言和可卡因没什么区别，所以她不得不避免这些食物，或不得不冒着这些食物慢慢地诱导她进入成瘾周期的风险。

这时候，露丝玛丽正经开始吃些健康食物，更重要的是，她注意力集中且信心坚定。可是一个月左右，她戒瘾的症状还是很明显。因为大部分让人上瘾的糖果包括精制的碳水化合物（其在血液中被转化为糖分），露丝玛丽决定逐渐转向更为多元纯粹的谷物面包、意大利面、米饭，等等。只要她的基本注意力放在戒糖上，那逐步从精制食物变成纯粹谷物就似乎是值得一试的计划。确实是这样。她戒瘾的症状开始有所减轻，最后相信自己在生理和心理上瘾方面都有所好转。情理之中，她减肥的心路历程让她变得神经脆弱。

本章中最重要的内容可能就是在对待某些具有诱惑力的食物时，应该仔细考虑你对易上瘾食物的谨慎程度和自身意识程度的匹配。没有人会告诉你安慰性食物的力量有多么强大。回想过去，你曾不计后果地放任自己疯狂地把薯片或冰激凌塞进嘴里，感觉自己总是吃不够。无论将其称为上瘾还是冲动行为，这都无所谓，我们只要同意一个观点，那就是对你我甚至对每个人而言，某些食物会对达成掌控体重的目的带来极大挑战。

问题是你有必要戒除这些食物吗？这由你自己决定。我知道如果我开始沿着以前所熟悉的冲动饮食习惯（这常常导致非自愿）这条路走，选择某些十分美味的食物（你可能会想起我在第3章中提过的对海盐醋味薯片的钟爱），不久渴望就会转换成选择其他有害的食物。我发现对我而言，戒除某些有诱发力的食物会让一切更轻松。

日记会帮你决定是要戒除还是只需要严格限制某些食物。通过记录下自己强烈且无法抵抗的欲望和不停与不良饮食习惯作斗争，你会开始看到自己的饮食模式。对于大多数人，意识足够让你谨慎地应对某些有诱发力的食物，从而确保进食适度。不幸的是，对于其他人，光有意识是不够的，可能会需要禁食。

13

超越减肥：

实现终生掌控体重

当朋友们夸你身材好时，丢掉"我还有很长很长的路要走"这样的废话。你努力塑形，这本就是你该得的赞赏！

——吉莉安·迈克尔斯（Jillian Michaels）

这是些让人清醒的数据：据沃伯顿面包公司于2012年的一项研究表明，平均年龄45岁的女性自16岁以来控制饮食61次。在谈到减肥和控制体重时，所得数据和这同样糟糕。超过80%的人在减肥成功两年后再次反弹，甚至超过原本的重量。通过分析31篇与长期控制饮食相关的调查研究，我们发现三分之二的减肥者在四年或五年内增加的体重比本人原始体重还要多。每年大约四千五百万美国人在减肥，在减肥产品和项目上的花费多达六百五十亿（平均到美国每个成年人和小孩的话是204美元）。目前，69.2%的美国人要么超重，要么过于肥胖，而这一数据在未来五年内还会有所增长。

无论什么时候无法持续地减肥和控制体重，你自身便会备受打击。无论归咎于沮丧、内疚还是自责，低下的效率肯定会破坏自信、降低自尊、失去自信。此外，持续不断的沮丧更可能会起消极作用，影响人际关系、人生观以及幸福感。但这些全都是有可能改变的，因为你选择把注意力集中在自己过去犯错的真正原因上，而不是套用他人走捷径的神奇减肥方法。这一次，为了实现控制体重的目标，你已经下定决心要重建思想。因此你值得被表扬。

当我在写作这本书时，一位同事告诉我，她对这本《瘦，由内到外》能否卖出去持保留态度。她的印象中，"想要减肥的人都不感兴趣为什么自己会有不良进食的习惯，他们感兴趣的是如何快速地得到减肥奇效。"尽管针对一部分减肥者而言，这种看法是正确的，但是我相信越来越多的人对摇摆不定的减肥已经厌倦，他们准备好面对自己多年来一直回避的真相：这世上没有奇迹。这些平凡之人都认识到了这一简单且无可否认的事实，那就是在减肥中节食不起作用，起作用的是人本身。我希望到目前为止已经说服你相信这一事实。

承认这世上没有免费的午餐

根据刚才读到的研究，65%~95% 的减肥者都以失败告终。有且仅有的事实就是对于减肥，节食并非真正的答案。这并非是否可以减重（大部分节食可以或多或少地达到这个目的）和如何减重（是否是降低碳水化合物的摄入，计算热量还是吃葡萄柚）的问题。从长远来看，一切都归结于是否成功打破并摧毁无益的习惯，最终成功掌控人生。现在你可以使用不但能重塑想法，还能重塑身体的自我训练方法。真的，终生掌控体重并不是埋藏在减肥书里的秘密，你可以通过系统的方法和务实的态度运用本书提供的工具来发现秘诀。你必须为此付出努力。不过至少你有权认识到最终的结果——掌控体重——是个人选择，而不是个人运气。

> **自我训练反思**
> 终生掌控体重依赖于你当下对自己思维的掌控。

反抗文化带来的消极影响

正如我们说过的一样，在人类狩猎采集时期，吃是生存与毁灭的头等大事。为此，人们大部分的日子都在寻求食物中度过。毫无疑问，我们像《摩登原始人》男女主角那样的原始人祖先在热量的消耗（觅食与捕猎食物）与摄入之间是保持健康平衡状态的。能断定原始人祖先都是纤细健康的。今天我们用不着寻觅坚果或浆果，也不用追捕肉食动物，需要食物的时候简单叫个外卖就能立即送达。我们设想追踪、捕杀一头野猪需要燃烧1 500卡的热量，而与相比较的，拿起手机叫外卖仅燃烧1卡。于是不免得出这一结论：我们动得太少，吃得太多。

我女儿和儿子住在曼哈顿。无论我什么时候去看望他们，最后总会在电梯里碰到一位甚至多位送餐员，他们带着极具代表的美国外卖食品：美式、中式、意式、墨西哥式、土耳其式等，应有尽有。而且现在人们几乎用不着打电话下单，可以直接在智能手机的外卖应用上定位自己附近的外卖餐厅，弹出菜单之后动几下手指下好单，最后买单就好了。十五分钟之后门铃就响了。有什么比这更容易呢？

这其中就包含问题的关键：我们让觅食变得过于容易，过于方便，过于不用大脑。对买菜、准备食材以及供应餐食我们考虑得越来越少，反而对如何方便考虑得越来越多。你是不是曾发现自己这样说过："我累得没法做饭了，订个比萨也不错。"或者"没时间了，微波炉可以热点什么吃呢？"千万不要认为大型食品公司不喜欢营销快捷方便又美味的食物。在谈到美味的食物时，其实是在谈带有最大上瘾可能性的食物。多年前，人们责备烟草公司向年轻人投放广告，使得年轻一代继续对尼古丁上瘾。然而，快餐公司依旧使用玩具或其他促销手段吸引我们的下一代食用快餐食品。为什么会这样呢？

这样的开头听起来是不是有点像阴谋论？好吧，我们来看看：知道吗，根据《纽约时报》最畅销作者罗伯特·卢斯蒂格（Robert Lustig）的说法，你在超市所购的80%的食物中有精制糖分？或者知道 Ultra Wellness[1] 中心的医疗总监马克·海曼（Mark Hyman）说过，许多食品制造商力图消费效益最大化，不肯发布与原料混合比例相关的数据吗？我们是在科学地谈论这些超级美味食品——这些食品会强迫你放弃所有的理性，陷入胡乱进食中。大

1　一家医疗健康管理中心。——译者注。

批科学家、美食体验者以及关注消费者导向的群体共同作用，像是"诺曼底"号食物入侵者一样，让你一次又一次地购买制造商的食品。你已经知道要忽视那些让人垂涎三尺的广告和每天触动你味蕾的食物太难了，尤其是你被麦迪逊大街上那些诱惑人的广告迷惑（误导）的时候。

二十世纪四十年代，"宝贝露丝（Baby Ruth）"糖果公司投放的广告这样说道："宝贝露丝是为日常增加能量的食物。它含有大部分健康原料，饭后给孩子吃点宝贝露丝——无论何时，成长中活力满满的身体都离不开快速食物的能量补给。"如今，由于人们对高糖、高脂食物更加了解，所以广告业不得不退而求其次，主打心理战术。比方说多滋乐糖果公司的广告"让嘴巴开心的糖果"，或者士力架广告"饿了么？那还等什么？"，以及星河巧克力的"每一块都给你安慰。"你应该不会讶异，制造快速食品的公司每年花四十二亿英镑在广告投放上，以此来让人产生条件反射性的美味臆想，就像之前我们说过的，也就是让大脑释放化学物质，勾起人的食欲。比方说巧克力威化饼干的广告："酥脆爽口，入口即化，花生酱香四溢。"你就说你现在大脑里有没有在臆想。这广告厉害吧？不过不要害怕：不管是多么美味还是多有科学设计感的食物都不能凌驾于自我训练和心理韧性强大的态度之上。从真正意义上来讲，你即将变成大型食物制造商最恐怖的噩梦。

重建你与食物之间的关系

苏格拉底说过，人应该为生而吃，而不是为吃而生。你有发现自己总是活在这顿饭与下一顿饭，这份小吃与那份零食之间吗？你被消费品消费了吗？"我需要点提神饮料。吃小吃肯定要配点儿东西的。""我听说镇上新开了家餐馆，我等不及要去尝鲜了。""我找到了镇上最好的烘焙店，那里的奶油甜馅煎饼卷好吃得不得了！"食物，食物，还是食物。如果这些话听起来就和你常说的一样，你也承认食物对你而言非常重要，那么就该采取最后一步了：重构大脑与食物之间条件反射般的联系方式。从现在开始，不要让食物变成你一天中最重要的部分，把它当成让日子活力四射的养料会怎么样呢？

在我们深入探讨为什么你为何不想放弃自己"唯一愉悦感"的相关内容之前，请先明白我并未试图让你讨厌食物。你不必变得憎恶食物，甚至禁食，但你要开始与食物建立一种不同的关系。热爱食物是没有问题的，尤其是热爱健康的食物，但是崇拜食物就是错误的了。

要建立新的关系，就要从认识食物是身体的能量补给开始。你不仅仅想要纤细苗条，还想要保持健康、年轻和长寿。我相信大家都认为活得健康是一件好事。没有人想有一天注射胰岛素或在血管里植入支架。但是似乎有一些否认的观点说道："我有的是时间。"尽管一块山核桃馅饼现在确实不会导致糖尿病，但最后你肯定会为此付出代价的，我敢保证。

> **自我训练反思**
> 健康比财富、地位、事业都重要的吗？如果你不确定，那你去问问生病之人——他会告诉你答案。

正如我在引言部分提到的，我通过饮食和锻炼（不超过马拉松训练强度，但进行大量的5千米长跑）来控制我的局部动脉阻塞。我有糟糕的家族遗传史，但老实说，高中时我一周五天都和朋友开车到当地的一家热狗店，这家店的热狗不同寻常，是分量很大的油炸类型。我花1美元就能买到两根热狗、一份薯条以及一份巧克力饮品。不算暑假和节日，我总共大概吃了1 080份脂肪含量极高的油炸热狗。我都没法计算配套的薯条数量。无论你是像我一样有医疗问题还是身体完全健康，当谈到不良进食的问题时，（就像我喜欢说的）要记住这世上没有免费的午餐，你最终都会付出代价的。

作出睿智的选择

你可能回忆起第7章中成熟饮食与幼稚饮食的相关内容。现在你该以成年人成熟的眼光来思考与食物相关的事情。为图简单，可以一开始就将食物分为两大类，你用"好/坏""发胖/营养""成年人/孩童"这些标准分类都无所谓，但要选择好自己赖以生存的侧重面，不能再在矛盾中踟蹰，必须作出选择。

如果你偶然发现自己处于困惑矛盾中，可以使用第8章中分离假想与真相的方法。如果你心存怀疑，将其假定为假想。在选择较好食物与选择较坏食物时，如果存疑，就假装将存疑的食物放到错误的一边去。但要是你在想特别的食物是否一定真的是坏的，这又会怎么样呢？

一开始，你要学习食品商标的内容。如果你要开始作出睿智且决策正确的选择，那么阅读食品商标是必须的途径。但这会有点难度，因为在原料清单上，食品制造商们使用超过50种不同的方式来掩盖"糖"这个词。最简单的方式是远离加工食品。离得越远，就越容易去辨认那些琐事。新鲜水果和蔬菜并不需要详细的原料清单，但如果你要食用加工食品而不是全部选择完整新鲜的食品，那么你就必须变成精明的消费者才行。

由于你越发接近自我训练，那我会假定你已经选好了自己要赖以生存的食物的一面。好样的。现在是时候安顿下来，守卫自己的内心深处了。

发动与敌人的战争

当你在实现掌控体重这一目标的过程中，你会觉得自己像在打仗一样。这很接近真相，这也是我将反抗不利环境、有害情绪以及不良饮食视为敌人的原因之一。是时候该战斗了。在战争中，战士：

- 穿军装
- 认同战士的人物角色
- 出于期望因素行动

接下来我们看看这些策略能帮你在未来可能遇到的冲突中起

什么作用。

选择服饰　我们先从你的服饰着手。从现在开始，对自己的衣着充满自信。选择衣着是选择尊重此时的自我，也是自己喜好的表现。当你根据体重挑选衣服时，这也会变得越来越容易，但对现在而言，重要的是无论自己体重多少，你都要保持良好的心态。这是你能做到的，因为你知道自己的最终目的。你不是肥肉，而是在提升自重和自信过程中做真真切切的自己。

回忆我们在第6章说过的，此时此刻的你只是你对自己僵硬静态的简单印象。但生活并不是简单印象，而是连续的影像。当下的你必然会改变，不过是变得更好或变得更坏罢了。千万别犯错，你正在"更好"的这条路上。

拥抱新角色　自我训练到达此时此刻，如果你还没开始欣赏自己，那么现在就该开始了。多数减肥之人均多年受到消极情绪和自我勉强的影响。这是为什么本章以吉莉安·迈克尔斯妙语开篇，"当朋友们夸你身材好时，丢掉'我还有很长很长的路要走'这样的废话。你努力塑形，这本就是你该得的赞赏！"对，一定要把废话扔掉。

> **自我训练反思**
> *今天感觉不错，明天也会很好——就这样。*

如果因为体重没有达到预期值而感觉不佳，你千万别将其视为让你合理的长效减肥的动力。那并不是。那样的想法只会起反作用——正如我们已经在整本书中讨论过的一样，不要犯让自己认同消极的不良想法的错误。让自己垂头丧气永远不能鼓励自己。再重申一次：你不是由欲望、冲动和对食物的嗜好所构成。它们入侵人的性格，年复一年，自身性格会被淹没。真正要掌控体重的人需要鼓励自己付出努力，而不是垂头丧气。你要支持自己，在付出努力的同时自己鼓励自己。

要注意：减肥成功后自我感觉良好，这是极好的事情，但是如果你只是感激成功，而在碰巧减肥效果不佳甚至很糟的时候，冒险让自己对自己失望，那么这就是退步。相反，让自己保持动力和勇气最简单的方法就是认同自己的努力。从长远来看，目的明确且积极主动的付出胜过非黑即白，及格一不及格的想法。关注自身的努力是双赢的前提。如果你欣赏并拥抱自己的付出，那么无论结果如何，你一路上都有勇气相伴。毫无疑问，把注意力放在努力上有时候会苦乐参半，尤其是在放纵自己胡吃海塞之后，不过至少你前行之路是昂首挺胸的。"我真的努力了，真不错，明天又是新的一天。"所以当你打胜仗的时候，一定要让自己开心，同时也要感激自己的坚持、忍耐以及不懈的学习。这就是动力。

谨防完美主义

完美主义者不但喜欢让鸭子整齐地站成一排，还要求它们立正站好。如果上帝让其中一只鸭子偏离队伍，完美主义者就会崩溃。当你沉浸在让自己变得完美的强迫感中，你就走上了失败之路。努力变得完美无瑕既不现实，也不理性。如果只要你稍一犯错就将自己推向边缘，那么你其实一直在等待重大事故的发生。

你必须承认事实，终生掌控体重是不断学习的过程。我们经常从错误中学到的东西多于从成功中学到的。如果你过于死板，那么不仅要承担损耗动力的后果，还会消磨你坚持下去的意志。从另一方面来说，如果你培养更为理性和包容的态度，那么你能成功度过任何风暴。顺便说一下，完美主义者并不是真的试图让自己变得完美，而是由于他们缺乏安全感，所以努力地让一切不要变糟。完美主义者的世界会随着事情的糟糕而坍塌，因为缺乏安全感是他们想变得完美无瑕的背后的动力。如果你有完美主义倾向，请注意：

· 没有人真的可以完美无缺
· 我们活在不完美的世界上，完美只是神话罢了
· 没必要因为挫败而后退，尤其是你从挫败中有所收获的时候

对于任何一位完美主义，也许最好的自我训练建议就是拥抱你怀着谦卑的心做的所有事。努力让自己变成自己想变成的样子，而不是变成安全感的缺失引导（强迫）你变成的样子。

行动时深思熟虑　回到我们说的战争比喻，成功的军旅生活还需要最后一点，那就是出于期望因素而行动。你的期望因素是什么？假定是想达成掌控体重的目标。但这真正的含义是什么呢？

学会掌控体重，它让你开始拥有坚韧的内心和掌控力，并且让你远离冲动和不良行为。你会发现，掌控体重只是掌控生活的序幕。你不断积累学习经验——乐观、坚韧、自信等的重要性——会由此转换为比进食肌肉更健硕的心理肌肉。

我还认为应该遵守下列三项规则：

1. 丢掉"不能"这个词，事实上你能。

2. 每次只说"是的"，而不要说"但是"，别给自己找借口。

3. 每次在你准备说"我应该"时，将其改为"我将要"，拒绝拖延症。

这三条简单的规则会一直帮你强健掌控生活的肌肉。

我不想欺骗你：改变其实很难。你可能会记得我说过，自己在戒烟时思想变得多么扭曲。在戒除不良饮食习惯时，你可能就会经历和我相似的断瘾症状。我用了"断瘾"这个词，不仅是指生理上戒除真正的食物成瘾，还是指心理上的断瘾。你可能对某些食物产生了心理依赖，比如深夜暴食、边看电视边吃零食以及每餐都要吃甜点。在计划进行到习惯重建这一时期，如果发现自己的情绪和想法受到悲伤、烦乱、恼怒甚至沮丧的不良影响，千万不要感到惊讶或心烦意乱，毕竟习惯都是顽固的，没有任何一种习惯会让你不战而胜。这就是我们所谓的习惯耐抗性。

学会更清醒

在我孩童时期,妈妈总是警告我:"把菠菜吃了!"(或者花椰菜,或者豌豆,或者任何在我面前餐桌上的不合口味的食物。)我总被我妈强迫着把盘中餐吃得干干净净,要么就是一次次听她说世界上那些挨饿的孩子。事实上,我讨厌这世上所有的菠菜、花椰菜和豌豆。我不介意吃烤鸡、有肉丸子的意大利面或是汉堡,但唯独讨厌蔬菜。听起来熟悉吗?因为以前父母对健康饮食并没有更透彻的理解,我的父母十分典型,他们推崇素食,但却对与素食同食的油炸食品、奶酪通心粉或是热狗是不健康食品一无所知。天哪!在这场进食大战中,我先把盘中其他东西吃得干干净净,剩下那些没被我碰过的可怜(且现在变凉了的)素食紧紧地盯着我。

与之相比,我也记得要和妈妈走去买超市卖得很火的零食:Hostess 杯装蛋糕。那时候我应该五六岁了,在去的路上,我一直在想蛋糕的促销广告语:"杯中自有惊喜"。我就想"里面会有什么惊喜呢?"我狼吞虎咽地吃着蛋糕——我喜欢它,不过也等不及地想要得到惊喜,我认定惊喜肯定是个小玩偶。然而我吃到中间时也并没有发现惊喜,简直失望透了。不过我还是开始了喜欢吃 Hostess 杯装蛋糕的生活习惯。我提及这件事情,应该和你想的一样,是因为和 Hostess 杯装蛋糕、冰棒以及街角小店里的便宜糖果相比,可怜的豌豆、花椰菜以及菠菜实在没什么竞争力。

如果你的成长经历和我一样，那么即便美食的名字可能发生了变化，你也会在健康的非精制食物与杯装蛋糕、夹馅面包、热狗等之间开展一场竞争。眼下我要你回想豌豆、花椰菜和菠菜——别把食用它们看成惩罚，而是看成被超级美味食物所扭曲的生活中选择另外健康的食物。你想终生掌控体重，对吧？那就立刻停止伪装。你必须要调停自身对蔬菜和水果的抗拒。诚然，这不像杯装蛋糕，第一口咬下去是不会喜欢的，但如果暂时抛开自身渴求，给自己机会去品尝更精妙的味道时，这是食用含高脂肪的垃圾食品所多带来的兴奋感远远不及的，这时你就会意识到，一切好的东西都会来的。

　　现在我能听见你说："可是我讨厌菠菜！"这可以理解，但是时候放弃依赖条件反射性的偏见了。留意你很久以前得出的结论，那会儿有人在你身边监督你："不把盘子里最后一口蔬菜吃完，不准离开餐桌。"多年前我曾去过纽约的伍德斯托克村庄，看见一件T恤上写着"给豌豆一个机会"（仿照约翰·列侬的"给和平一个机会"）。你怎么看呢？

时刻保持机智

　　第一次世界大战时期有一首流行的歌曲唱道："你如何让他们待在农场里（在他们看过巴黎之后）？"如果让我来修改歌词，就会变成这样："你如何享受健康饮食（在你受过化学制造的高加工食品的轰炸后）？"答案是：这并不容易。其实在意式辣香肠比萨和任何蒸的食物之间并没有竞争，至少在一开始的时候没有。所以人要接受一种观念，那就是你暂时不会获得像被高糖、高盐以及高脂肪食品麻醉时所获得的相同的满足感。

会有消极悲观的声音不断对你说你会一直没有满足感，一直缺乏食物，但你千万不要成为这种声音的牺牲者。这声音是想将你从断瘾上又引诱回来。另外，如果你预料并准备好心理拔河，那就不会对渴望和欲望措手不及。相反，你会处于更有利的地位，意识到自己真正的任务：重建思维、爱好以及感受。你在追寻终生掌控体重——这才是真正的目标。只是万一你对自己前行的目的地不清不楚并怀揣错误的理解，那么你大可继续期待饕餮大餐。不同的是你会从健康的角度来看待"饕餮"。

最近我和女儿一起去了家餐馆，她点了一例洋葱浓汤。听着她热烈赞美那份汤，我期待着陶醉于曾经熟悉的奶酪洋葱的美味中，便尝了一口。哎呀！这太咸了，都没法下咽。重点是我以前可是吃得很咸之人。我妻子常常会告诫我："加盐之前先尝一下！"我向所有食物里加盐的习惯已经很多年了，所以现在特意都买无盐食品。现在我已经吃不了高盐食品了，连身体也无法承受。最近我参加一场婚礼后，大半夜还要起床喝水。我也吃不了红色肉类或油腻的油炸食品。这并不夸张，而是我真的不愿意吃这些食物。

在转换成现在这种主要食用素食的生活方式之前，我以前常常想那些说"我真的不爱吃红肉"或"我不喜欢甜食"的人肯定是在骗自己。我会想，只要给他们大开绿灯，他们肯定会大口吃下烤里脊牛排，紧接着又会吃一份焦糖布丁。但我现在想法不一样了。我不能代替其他人说话，但就我自己而言，再也不受制于曾经那个高盐、高脂肪、高糖的食物世界了。就算是 Hostess 牌杯装蛋糕也不吃了。真的。

保持开放的心态

为了重塑思维（以及味蕾），必须给自己一定的时间。让味觉不被太大程度改变，回归得更自然，适应低糖低盐（低热量）食物等，所需要的时间是很难说的。这真的是个人的事情，不仅依赖生理机能（这是由过去的饮食习惯塑造的），而且还依赖个人习惯的耐抗性（详见第2章）。如果你耐心十足，面对现实，那么就不会碰到任何难题，但如果你屈服于自身的孩童惯性思维，那就可能会因为错过许多美食而发牢骚。

这并不是说你会爱上所有食用的健康食物，（就个人而言，我还是接受不了秋葵黏黏的口感。）也不是说你必须要爱上它们。我的意思是你应该停止像个孩子一样的待物反应，试图讨厌所有不带糖、盐以及脂肪的食物。要想更有效率地重建习惯，那就必须培养开放、坚韧的态度，同时，还要心甘情愿地抛弃与过去偏爱食物相关的非黑即白的想法。

排除（暂时的）不适感

进食是因为身体需求，但大多数时候，进食是因为心理需求。

你已经学会通过将生活从不良饮食习惯中解放出来，以此作为掌控体重的开端。你也已经知道，简单地中断有害的旧习惯并不能成功地减重。只有用更为恰当和健康的习惯来替代原有的不良习惯，才能努力从充满警觉变成自然而然之事。由于有害的饮食习惯扭曲思想，带来错误感知，所以不能相信自己所有与食物相关的想法，在重建的习惯成为新生活的一部分之前，时刻都需要保持警醒。

我在此再重申一下你已经在本书中看到了无数次的劝告：重建习惯带来的不适感是暂时的。当你有一天不再用食物去反击敌人，重新定义了真正的自己，也改变自己食用的食物，那在美食这辆车上，你紧握的方向盘就可以开始放松了。这样做你是毫无恐惧感的，因为你可以自信有力地处理生活遇到的难题。当然，垃圾食品总是美味的。但那无关痛痒，因为你终将明白美味或是带来安慰感的食物并不意味着会给身体或心理带来好处。你会从自己的经历中得出结论，知道什么是好的：健康、活力、心理状态良好、身体状态尚佳。你的敌人都是机会主义者，靠你对自己的不满而强大。为了战胜敌人，你必须将生活方式调整得更为成熟、适当以及负责任，从而将自己放在战斗的主动地位。

避开自我伤害的伎俩

你已经知道受到错误意图、合理化以及找借口的不良影响是多么容易之事。比方说在想要戒掉深夜吃零食和知道自己将要戒掉这一习惯，二者之间是有区别的。"想要"是拖延症的借口；"将要"是心理行动的备忘,用来牵引出自己的意图。为了从"想要"变成"将要",你就不能再被自我损害的伎俩玩弄。自我损害的所有伎俩都有一个共同点:它们都通过狡猾的方式让你推脱责任。自我损害的伎俩有多种表现,在此列举部分:

· **打如意算盘的想法。**"我肯定不会开始减肥的⋯⋯过段时间再开始!"或者是"我真的需要锻炼了。"这种想法是通过将行动拖延到未来某个不确定的日期来让自己逃避惩罚。这一伎俩是一条表面鲜花实则通往地狱之路。

自我训练法的回答方式:"说做就做!"耐克让这句话出名。多年来这句话一直极具号召力的原因是它击中犹豫的核心:停下空想,去做吧!这也是为什么口号不是"就想一下这么做吧!"你想过给自己鼓励吗?要不试试:"废话少说,说做就做!"

· **"是的,但是⋯⋯"。**"是的,我当然想坚持节食,但我不确定自己是否准备好了。"或者"是的,我一直在注意自己的饮食,但我今天过得太不顺了,必须要喝点酒。"在"但是"后面所有的话都是借口。

自我训练法的回答方式:不!不要再说"是的,但是⋯⋯",而是说"是的。"!后面不要出现"但是"。学着变得更强、更坚定、更有决心。证明给自己看,你没必要一直否定自己的积极想法。再也不要说"但是"。从现在开始,勇敢地说"是的"。

· **"我应该⋯⋯"。**"我真的应该减肥了。"这和打如意算盘的想法很相似,只是"应该"这一伎俩添加了一点压力而已。这种想法通过将你的决定放到未来的环境("我应该多注意自己的体型——不过不是现在"），同时，通过说你"应该"做这做那来增加压力让自己感觉更负责任，从而逃避自我内心的惩罚。拖延之人喜欢"应该"这个词。并不是因为它可以拖延行动，而且由于同意（这和期待相反）他们"应该"做，所以会减少自责感。这也是为什么他们的座右铭不是"今天不要做能拖延到后天的事情"的原因。

自我训练法的回答方式：现在不开始，更待何时？过去和未来都不存在，只有此时此刻，现在就行动起来。将"我应该"改成"我将要"。

·**"我不能……"**。"我已经努力了，但我的体重就是不能减轻。""我不能……"这一伎俩通过让你从行动中找借口来逃避心理惩罚。如果你说服自己你不能做到，那么你就会觉得自己并无过错。

自我训练法的回答方式：丢掉"我不能"。说自己不能做到的人肯定不会成功。说"我不能"只在一种情况下："我不能说'我不能。'"

·**"要是……怎么办"**。"要是我不能为婚礼成功减肥怎么办？"这种"要是……怎么办"的想法会在担忧中滋长焦虑。担忧带来矛盾情绪，矛盾情绪会让人保持中立态度。

自我训练法的回答方式：今天的所作所为决定未来是什么样子。担起责任吧，今天作出艰难的决定，明天就无须再操心。矛盾情绪只会浪费时间——这些时间是可以用来锻炼自律肌肉的。

所有的成功都来自当下、此时此刻。

·**"这实在太难了……"**。"对于减肥，我只是自律性不够。"这种"太难了……"的想法通过预计自己未来会失败来保护自己不受伤害。如果最终会失败，那为什么要开始呢？

自我训练法的回答方式：你在开玩笑吧？这难道不是时候该停止用看待失败者的眼光来看待自己吗？这难道不是时候自信地为自己想要的东西奋力一搏吗？放大恐惧感只会让人无力和懦弱。顺便说一下，一切并不是太难了，而是你表现得太无力了。想开始有自信感吗？那就拥抱这一态度："管他代价是什么呢！"

完善的工具

我记得大学时的一位朋友总喜欢说："这可能并不是世上最好的生活，但此时此刻，这却是我唯一拥有的生活。"这是有点悲观主义，但无论如何这一起点有助于我们进行综合讨论。当前并非你最佳的生活，原因是你与缺乏自律带来的失控感纠缠得太久了。毫无疑问，减肥排在你担忧清单的首位，但这只是冰山一角。处理压力带来的挫败感、情绪起伏、焦虑、沮丧以及不良的进食习惯会打乱你的生活，让你不断地犯错，更不必说减肥了。因为这是你当前仅有的生活，那就是时候严肃对待了。

我希望自己已经成功地说服你，让你知道自我训练的方法远远不止运用在终生掌控体重上。战胜敌人（不利环境、有害情绪、不良习惯）与有效管理生活息息相关。强健的自律肌肉，乐观主动的态度，逐渐增强的自信不仅是获得健康苗条体型的前提，也是建立健康坚韧的思维的前提。

说到韧性，你听说过奥卡姆剃刀定律吗？哲学上，奥卡姆剃刀定律，或称简化法则，提示你切勿对既定的解决方案使用过度复杂的解释。如果你想自由地决定自己的生活、身体以及想要的健康身材，那为什么不选择最简单，最不复杂的方式来达到目标呢？自我训练完全关乎常识，是简单的解决方法。这就和锻炼腹部肌肉一样，最简单的方式就是每次只做一个卷腹。同理，建立自律的生活方式也一样，每次努力一点就好。但和锻炼腹肌一样，使用简单的方式并不意味着将成功所必需的努力和决心搁置一旁，这也是为什么我在整本书中一直强调培养心理韧性的重要性。

展望未来

我敢肯定你在阅读这本书的时候，知道了许多理论来论证为什么自己以前为减肥做的努力都没有成功。相信你现在已经意识到，是因为你被三大敌人操纵和约束，疏忽中被塑造成现在的样子。你是无辜的吗？对。我这样回答是有原因的，因为我一直认为你不能责怪对事件的发生毫无意识之人，或者即便有一丝意识也不知道处理事件的方式和方向之人。没有方向的人生就像没有舵的船只，危险地漂泊在生活的暗礁之间。

现在是时候作最后的决定了。你难道不想自己的心理与生理一辈子都状态良好吗？如果想，那就不要忽视本书的理论，回到书中去寻找魔法吧。在你处理减肥问题时要学会运用自我训练的工具。是时候该你作出抉择了。要想成功，万不能陷入矛盾情绪。不要再指望见效快、神奇的减肥方法来解救你。如果你准备最后要掌控自己的人生，那么请从现在开始，调整自己的思维，赋予自己主动权，进行自我训练，要想着："无论代价是什么！"

你想拥有的身体和人生不再像是悬挂在面前可望而不可即的胡萝卜。如今你已经紧握锻炼肌肉所需的工具，可以以此来保障成功。如果你愿意耐心地处理问题，忍受暂时的不适感，同时培养乐观积极的心理，那么就可以建立一个全新的自我。我多年前由自己健康的生活方式意识到，多年来我的许多患者也意识到，而你未来也会意识到：学会对人生负责，这是最终唯一的答案。

> **自我训练反思**
> 可能与不可能的差别在人自身。

我真心希望你已经得到自己所需要的一切——不仅获得掌控体重的能力，还拥有更充实和幸福的理性生活。这样的生活，你值得拥有。

图书在版编目(CIP)数据

瘦：由内到外 / (美) 约瑟夫·J.卢斯亚尼
(Joseph J. Luciani) 著；曾容译. -- 重庆：重庆大学
出版社，2018.5
（心理自助系列）
书名原文：Thin From Within
ISBN 978-7-5689-0910-5

Ⅰ.①瘦… Ⅱ.①约… ②曾… Ⅲ.①减肥—基本知
识 Ⅳ.①R161

中国版本图书馆CIP数据核字(2017)第297936号

瘦：由内到外

SHOU：YOU NEI DAO WAI

〔美〕约瑟夫·J.卢斯亚尼　著

曾　容　译

鹿鸣心理策划人：王　斌
责任编辑：敬　京
责任校对：刘志刚
责任印制：张　策

重庆大学出版社出版发行
出版人：易树平
社址：重庆市沙坪坝区大学城西路 21 号
邮编：401331
电话：（023）88617190　88617185（中小学）
传真：（023）88617186　88617166
网址：http://www.cqup.com.cn
邮箱：fxk@cqup.com.cn（营销中心）
重庆市正前方彩色印刷有限公司印刷

开本：787mm×1092mm　1/16　印张：18　字数：171 千
2018 年 5 月第 1 版　　2018 年 5 月第 1 次印刷
ISBN 978-7-5689-0910-5　　定价：56.00 元